U0551107

健康生活館

Healthy Life

85

張步桃美人方

國家圖書館出版品預行編目資料

張步桃美人方：生活中醫讓妳從頭美到腳，由外美到內／
張步桃著. -- 二版. -- 臺北市：遠流出版事業股份有限公司,
2024.09
面； 公分

ISBN 978-626-361-909-8（平裝）

1. CST: 中醫 2. CST: 養生 3. CST: 美容

413.21 113013053

健康生活館 85

張步桃美人方

——生活中醫讓妳從頭美到腳，由外美到內——

作者——張步桃醫師
主編——林淑慎
特約編輯——陳錦輝
美術設計——陳品蓉

發行人——王榮文
出版發行——遠流出版事業股份有限公司
臺北市 104005 中山北路一段 11 號 13 樓
郵撥／0189456-1
電話／2571-0297 傳真／2571-0197
著作權顧問——蕭雄淋律師
2007 年 8 月 16 日 初版一刷
2024 年 9 月 16 日 二版一刷

售價新台幣 320 元
有著作權 • 侵害必究 (Print in Taiwan)
（缺頁或破損的書，請寄回更換）
ISBN 978-626-361-909-8
YLib.com 遠流博識網
http://www.ylib.com
E-mail:ylib@ylib.com

張步桃

美人方

生活中醫讓妳從頭美到腳，由外美到內

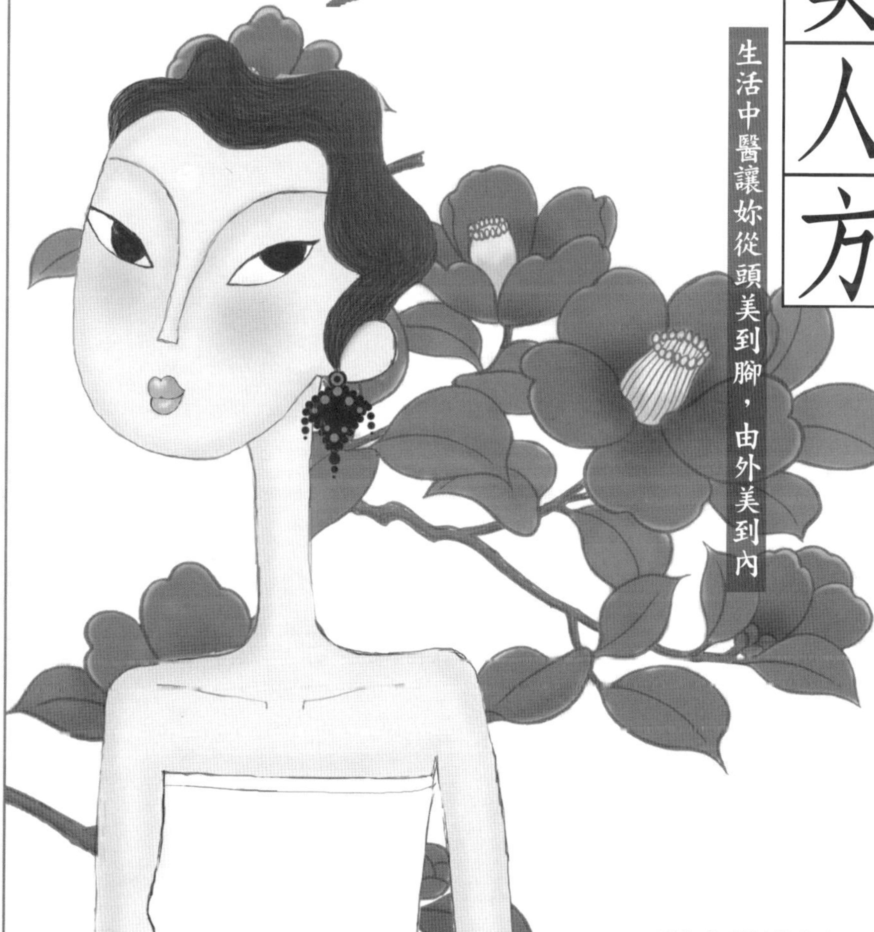

張步桃醫師◎著

目錄

捌 驅逐內亂份子：體內美容

玖 打造生理美人：婦女專科

拾 神清氣爽水噹噹：精神困擾

自序

自從遠流二〇〇六年五月出版《張步桃解讀傷寒論・方劑篇》以來，倏忽逾載，仍然未得閒暇，終日為診務、教學、演講而忙。本欲親自執筆撰述醫史醫話，奈何年近古稀，視力急速衰退，除而視茫茫外，時感乾澀刺痛，未敢再耗眼力，原已書成十餘篇即已完全停筆，雖曾勉力每日書就三、五百字，總覺力不從心。二〇〇七年初，遠流規劃出版《張步桃美人方》，列有七十餘項，內容自頭至足，由外而內，所有主題皆以變得更美為主要訴求，包括全方位身心健康，從定義與描述、病因分析、用藥建議、飲食或其他改善活動等。此書是拙著《開藥方》《治大病》之延伸，只是專精在女性保養，如何使她們成為內外兼修、身心健康之現代女性。

遠流為筆者所出版之四本書，《開藥方》由台大植病系林宜昭負責，《治大病》由出身軍旅、兼具中醫藥專長之謝發嶽君擔綱，《解讀傷寒論・藥物篇》《解讀傷寒論・方劑篇》則係從學士後中醫系鄭清海耗時三載始成書之傷寒大論壇擷取其中精華鋪排而成。此次《美人方》仍沿前例模式，經徵得榮星中醫診所專任醫師曾素真同意，每週安排一個上午訪談錄音。素真大學主修資訊管理，對中醫藥專業領域有深入鑽研，民國八十八年中醫師特考及格，取得執業資格即在榮星中醫診所門診，提供優質醫療服務，視病如親，對疑難雜病迭有突破，為人溫婉和藹，保有赤子之心。歷經數月整理成十餘萬字，復經遠流巧思編輯，得以順利刊布，咸信能受讀者喜愛。值此新書發行之日，特述始末。

是以為序。

張步桃

歲次丁亥年六月端午・寫於百佛居

壹

三千絲不煩惱
護髮運動

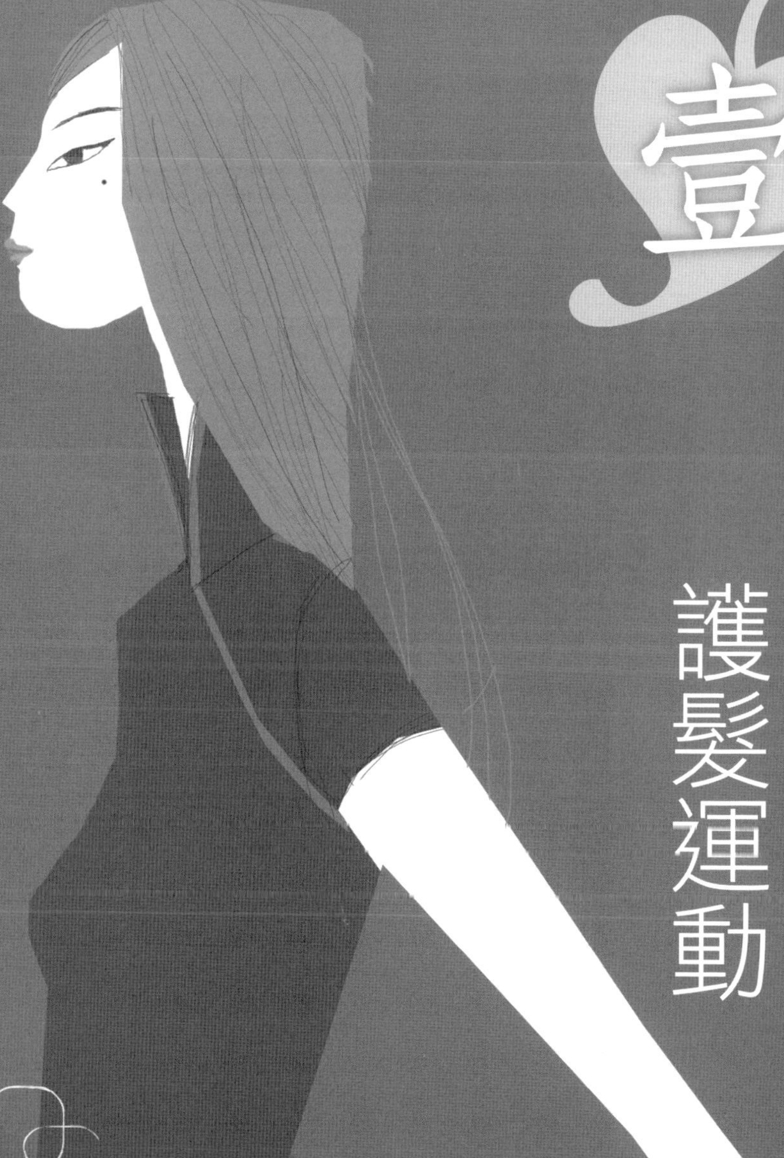

※ 掉髮

一向我們都是從頭到腳開始，從所見的頭髮、面容、軀幹一路到腳等，所以我們第一個主題就從掉髮開始。

❖成因與症狀

遺傳基因是最重要的掉髮因素，如果父母親或祖父母是童山濯濯，掉頭髮的可能性就比較大。

其次是與壓力有關。現代人有種種壓力，這些壓力會影響染色體、影響遺傳基因，會改變人體生理現象。我看過一位國三升高中、一位高中升大學的學生，兩位女生的頭髮掉了三分之二以上，頂上明顯疏疏落落的；除了考試的壓力，職場上的壓力也一樣，像有位陳女士，白天在附近的金融機關上班，晚上還就讀夜間部，雙重的壓力，導致不止掉髮的症狀，還有其他生理狀況與心理障礙。

第三個原因是睡眠。晚上十一點是最佳睡眠時間，十一到一點為子時，是膽經的時間，一到三點是肝經的時間，血液要在這段肝膽經的時段透過肝的門脈靜脈回流到肝臟、儲存在肝臟。《內經》說「肝為將軍之官」，是幫我們打仗、對抗外來任何敵人的；《靈蘭祕典》說「肝為罷極之本」，意思是肝臟的血液，回流到肝臟、儲存於肝臟，所以肝臟就像是銀行或像倉庫一樣，若只是支出而無存款，早晚會透支。所以睡眠品質差，血液回流肝臟儲存於肝而營養肝臟的功能就受到影響。

另外，這個時段也是骨髓製造血液的時間，如果不讓血液回流儲存在肝臟，又不讓工廠製造血液，早晚會營養不良、貧血。《內經》又說「腎主骨，其華在髮」，其華在髮的意思是表現在頭髮，可見老祖宗的觀察是非常深入的，一定要充分休息讓身體能夠製造血液，才能供應營養給頭髮以達潤澤的目的。

第四個原因是飲食習慣，大家喜歡吃的烤炸食物是比較燥熱的，較易影響到營養的供給進而影響到血液，所以喜歡吃烤炸的人，掉頭髮的機率也高了點。

第五與我們的通便有關。我們下焦有前陰和後陰，前陰管泌尿系統，後陰管大便排泄系統。通常便祕的人，因為排便不順會產生代謝廢物與毒素，它會往上發展找出入管道，頭面有七個孔道：兩隻眼睛、兩隻耳朵、兩個鼻腔還有一個口腔。越是便祕越嚴重的人，長青春痘、面皰的機率就越高；若上到大腦，就會提高掉頭髮機率。

第六是女性生理週期。來經時如果經血量少，就要考量是否有貧血的現象，如果經血量來勢洶洶，嚴重者也會造成貧血。前面提到腎主骨，其華在髮，所以一定要有充分的血液營養，供應給腦袋瓜上的頭髮，一旦出現嚴重貧血，沒有營養可供應，掉髮的機率就很大。還有很多女性因為生寶寶時大量失血，難免會影響到血液的供給而掉頭髮，生產完後洗頭髮，一洗就掉一大把，曾經有人統計過一次掉髮掉了四百七十幾根。一般人每天掉十幾根頭髮是很正常，人體本身會有新陳代謝的現象，掉了又長，始終保持頭髮像森林一樣茂密，可是一次掉四百多根，要再生也不可能長得這麼快。

我們還發現另一個問題：現在很多藥物都是化學合成的，許多人吃了之後造成嚴重的掉髮。最近我們看了一位四十來歲的皮膚科醫師，頭髮全部掉光，因為自己是皮膚科醫師，所以開藥當然是不假他手，結果吃他自己開的人工化學藥物以後，頭髮是長了，可是長出來的竟然都是白的。這個現象值得我們思考。

最近臨診時也有一位林先生，他是圓形禿，大概在頭部有五、六個錢幣大小的地方頭髮掉光了，我們用藥後全部也長了，但不可思議的是，他長出來的竟也都是白色的。我一直在思考這個問題：為什麼？因為我們的用藥大概都會考慮到色素的問題，因為色素會改變你的髮質、髮色。白頭髮是下一個主題，這裡暫且按下不表。我們可以肯定有些人吃了某些化學藥劑以後，頭髮就掉得很嚴重。

還有一個需提到的，就是腫瘤病患，必須接受化療或放療，不管劑量多寡，很多人做了化放療以後頭髮就掉光了。所以大家會發現不管乳癌、子宮癌或卵巢癌的病患，最後往往頭髮全部掉光。

最後，情緒的影響也非常重要。據說有一位作家因為受到感情的刺激頭髮很快就掉光，另有一個演藝人員也是受到感情的打擊後掉光頭髮。

❖對治與養生

對藥物引起的掉髮反應，首先要把化學藥劑停掉。另外我們會考慮用和解之劑，譬如小柴胡湯、逍遙散、加味逍遙散等，把體內存留的化學成分能夠快速代謝出去。先抑制掉髮，慢慢的頭髮就會春風吹又生，恢復到原來的狀況。

如果是貧血，就用一些補血的藥，早期我個人比較喜歡用當歸、黃耆，叫做補血湯。補血湯對血液的製造供應有很好的效果，但碰上體質屬於燥熱型的，因為當歸和黃耆的藥性都是屬於甘溫的，有人吃了補血湯後會長眼屎、口乾舌燥，甚至有流鼻血、牙齦浮腫等等諸多後遺症或副作用。所以多年來我思考著又能補血又沒有當歸黃耆補血湯副作用的藥物，發現我們的雞血藤加阿膠或雞血藤加旱蓮草，有補充血色素的效果，可以增加紅血球、血小板，卻沒有補血湯的副作用。所以我這些年來都是用雞血藤加阿膠或雞血藤加旱蓮草或旱蓮草加阿膠。

雞血藤屬豆科，旱蓮草屬菊科，旱蓮草葉子流出來的汁液像墨一樣，所以中醫藥界大都稱之為墨旱蓮，它不僅可以幫助補充血液，也能使白頭髮變黑，下一節我們會有更詳細的說明。

如果是婦科，除了用補血湯以外，因為女性是以肝為先天，所以我們在選方上會先考慮逍遙散或加味逍遙散。因為逍遙散有清肝理脾解鬱的效果，肝血充足就能充分供應大腦的需求，掉髮的現象就會明顯改善。

假如是便祕造成的，通常我個人比較喜歡用增液湯，只有三味藥：第一元參、第二地黃、第三麥冬。元參和地黃都屬玄參科，裡面含有豐富的鐵，我們血液裡面除了水份以外，鐵是很重要的成分。我對承氣湯類的藥物是能避則避，因為有人對大黃劑會有過敏反應。一般藥帖裡只要有〇・五公克，有些人就會拉得很嚴重，讓人心生畏懼。有些知道大黃劑有瀉下作用的人，吃了承氣湯類就不敢出門，怕萬一找不到廁所很尷尬。

除了增液湯類，我還會考慮用柴胡和桂枝系列的合方，叫做柴胡桂枝湯，柴胡有疏通三焦的作用，上焦得通，津液得下，胃氣因和，無形中的體液水份能夠充分供應到腸管，腸管有了水份營養的濡潤，自然排便順暢。用桂枝湯的機轉，是考量到能夠調和營衛，能夠調和營衛就能調和氣血，營衛氣血調和了，身體機能就因此能獲得正常的調整。所以一方面疏通三焦，一方面調和營衛，排便的不暢也就獲得改善。

幾乎到現在為止，我都沒開過一般人會考慮用的酸棗仁湯，大部分都用柴胡桂枝湯疏通三焦、調和營衛，然後往往搭配甘麥大棗湯、溫膽湯或百合地黃湯。另外我會考慮用百合、柏子仁，或鬱金、香附，用這些解鬱安神的藥，對睡眠障礙造成的掉頭髮很有效。除了用這些幫助睡眠、改善睡眠品質的一些處方用藥，我們還會考慮用雞血藤、阿膠、旱蓮草等。

最後我們有一味臨門一腳的藥，在方劑學裡，宋朝的錢乙先生（錢仲陽）開發了一個處方叫做瀉白散，瀉白散的君藥是桑白皮，用桑白皮來瀉肺熱。肺主管皮膚又掌握我們的毛髮，即所謂「肺主皮毛」，往往很多造成掉髮的原因，就包括體內有所謂陰虛內熱的現象。所以我們除了用滋陰補陰養陰的藥物以外，臨門一腳的藥就是桑白皮，用它來瀉肺熱以調整陰虛內熱的體質。很多掉頭髮的人，掉頭髮之前常常容易有頭皮屑、頭皮癢，有了桑白皮瀉肺熱以後，他的頭皮就不會癢，不會嚴重的掉髮，桑白皮臨門一腳的作用機轉就在這裡。

紓解壓力，對那些參加升學考試或職場考試的人是非常重要的。有人一考考了二十年，包括我們的中醫考試，只要一進考場就方寸大亂。一位畢業於東吳大學的鍾女士，平常與同學之間一起研讀考試內容時都可以正常回答，可是一進考場，整個思緒馬上亂掉；不只如此，有些人甚至會出現發燒或拉肚子現象。所以訓練自己如何面對這些壓力、承受這些壓力是非常重要的。前面提到的處方逍遙散、加味逍遙散，除了能補肝血、調整腸胃功能，還有解鬱的作用，解就是解除、紓解的意思，鬱就是鬱卒、壓抑，清肝理脾解鬱，加味逍遙散是非常有效的。當然先前有提到可搭配用鬱金、香附。

除此之外，紓解壓力非常有效的還有鉤藤，鉤藤是茜草科植物，有放鬆情緒的效果。另外還有秦艽，屬龍膽草科，有些文獻說是爵床科，入肝經，因為肝主怒，所以肝所主的就包括情緒的不穩定，這些藥能夠入肝經以解除痙攣的作用。

另外，很多人會亢奮，我們就會用潛陽的藥物。在《溫病條辨・下焦溫病篇》中就有提到所謂一甲、二甲、三甲，這個「甲」就是指介殼類的東西，包括龍骨、牡蠣、龍齒、石決明、珍珠母等，這些都叫做介類，龜板、鱉甲等藥物也是，裡面含有豐富磷、鈣的成分，有安定神經的作用。但是介殼類藥物有個缺點，因為是海中的動植礦物，所以會有一股特殊的腥臭味，因此一定要炮製到不會有這種味道的存在，一般人才能接受。再有效的仙丹妙藥如果讓別人難以接受，治療作用就會打折扣。

臨床上有些人是因為毛囊阻塞，我們發現可以用薑片來刺激毛囊，切薑片在掉髮的地方塗抹，打通毛囊，就開始長出茂密的頭髮。

腫瘤病患化放療頭髮掉光的問題，需要時間讓存留在體內的毒素慢慢代謝出去，有些會慢慢恢復，不過因為生長的速度很慢，因此賣假髮的生意就多了些。戴假髮是比較快，但畢竟不是個好辦法，所以我們就針對不同的腫瘤對治。乳癌我們用逍遙散、加味逍遙散加蒲公英，再加一些補血藥與一些解毒的藥如連翹、金銀花等。子宮卵巢的病變依然是用逍遙散系列，不過我們會再搭配當歸芍藥散等處方。其他的腫瘤，如胃癌、大腸癌、直腸癌等，我們就另外用腸胃系統的藥，再加一些解毒補血的藥。如此，化學治療所產生的掉髮現象，改善的效果是看得見的。

※ 白髮、髮質差

要討論白髮，第一個要考慮的是人種問題，西方國家的一些人，一出生頭髮全部是白的，我們東方人出生時頭髮是黑的，隨著年齡逐漸增長，氣血逐漸衰竭，慢慢的頭髮就從黑變白了。有人覺得有礙觀瞻，就把頭髮染黑，其實白髮與年齡增長有絕對關係，當然也有小學生就有白頭髮，也就是俗稱的「少年白」。事實上，滿頭銀絲也有其美感，就看你從哪一個角度思考。

❖成因與症狀

白髮與遺傳基因有關。中國歷史上有個典故：伍子胥過昭關，一夜白髮，就是一夜之間影響到遺傳基因、影響到血液色素所產生的問題。長輩如果很年輕就有白髮，你出現白髮的機率應該會比較高；其次與生活作息也有絕對關係，我們在討論掉髮時候提過，熬夜、睡眠品質不好等肯定會影響到髮質，因為熬夜消耗體力、消耗營養而導致髮質變白的機率就提高了。

第三是飲食，如果攝取的營養物質中所含的色素大部分是白色素，也會影響到髮質。所以在文獻上有談到吃人參、地黃之屬不要同食白蘿蔔，因為這類地黃、元參的藥物含黑色素成分較多，與蘿蔔共食會改變色素，沖淡稀釋了黑色素的成分。所以常說吃某某食物不要同吃另一種，並不是因為會產生副作用或特指中毒，而是會減緩藥效。

情緒的變化對一個人頭髮的影響，不只是髮質的改變，生理的變化更是明顯。除了伍子胥過昭關一夜之間白了頭髮的傳說，還有一位在金融機關的公務員，工作不力考績被打丙等，也是一夜之間頭髮全白了。這是因為心主血液，「髮為血之餘」，頭髮一定要靠心臟血液供應，一旦怒急攻心，就影響到心血管循環，難免產生這種現象。所以我們發現情緒受到刺激打擊，而改變血液色素的機會是存在的。

吃錯藥或飲食不當也都有可能，比如有個化工廠的馮姓資深副總經理，菸齡整整有三十年，抽菸會影響肺功能，肺是管皮毛的，所以他就滿頭白髮了。

❖對治與養生

之前有提到少年白的問題，我到中國醫藥大學上課的時候，碰到一位中醫系的曾先生，當時我正推廣生吞黑豆，因為《冷廬醫話》告訴我們生吞黑豆能明目解毒，每次四十九粒黑豆。結果他聽了我的建議，開始生吞黑豆，而且是用手一把抓不管幾顆，可能有兩三百顆，每天服用履行不怠約三、四年。後來有一天我再到台中上課又碰到他，頭髮已全變黑。可見包括黑豆、芝麻等含有黑色素的一些食物或飲料，只要有耐心肯定會改變血液色素。

若從遺傳基因探討，需從先天處理，因為先天屬腎，所以幼年者，我想用六味地黃丸的效果會好一點；年紀較長者，我們就考慮用腎氣丸、右歸丸、左歸丸或龜鹿二仙膠之類來處理。如果是後天引起的，因為髮為血之餘，一方面用補血藥如四物湯，或補氣補血的八珍湯、十全大補湯、人參養榮湯等，再加上會改變血液色素的雞血藤、旱蓮草、阿膠、芝麻、何首烏這類的藥。這需要長期耐心的服用，絕對不是一朝一夕就能達到預期的效果。

如果是情緒變化，譬如戀愛失敗或受到某種打擊，有時解鈴還需繫鈴人，或自我鼓勵跳出這樣的陰影，也許就能改善得比較快，但是仍需保持睡眠充足、飲食正常，而且需注意攝取的食物中要含有鐵質的營養，這樣白髮變黑就指日可待了。

前述馮先生就診的重點不是改變髮質，而是想治療咳嗽，因為抽菸的人肯定會影響到氣管，他抽菸抽了三十年，咳嗽咳了二十年。我把他的咳嗽治好了，沒想到竟然頭髮也恢復灰黑色的髮質。周邊的同事親戚朋友還以為他染了髮，這真是意外的收穫。

另外有一位七十幾歲的何老先生，來我這裡看皮膚病，我依文獻記載治風不治風，治風要先治血，血行風自滅，所以我治皮膚病常常會用養血的藥，像雞血藤、阿膠、旱蓮草等，再加抗過敏的藥如金銀花、連翹、元參、桑白皮等，結果老先生的額頭皮膚過敏吃藥好了，竟然滿頭白髮也從髮根開始慢慢變黑。這個也是意外收穫。

有些人頭髮容易斷裂、分岔、太粗，都與營養有關。這種情況可以用一些潤滑、滋潤的方法。當然還是要從飲食作息著手，不能熬夜，不吃烤炸的食物，我想這是基本上應該做到的。

此外，現在外界所用的染髮劑根據報導，第一若不小心沒處理好，會很容易引起皮膚癌的症狀；第二染髮劑也很容易引起膀胱癌的病變。所以不用那些化學藥劑染髮才是萬全之策，為了怕讓人感覺蒼老而用染髮劑，就得承受很多具有危險性的副作用。

早年的阿嬤到了八、九十歲頭髮似乎快掉光了，可是髮質還是一直保持黑色，她們是用苦茶油做染髮劑，一方面可以去除頭皮屑，另一方面可以讓髮質保持有光澤潤滑。今日市面的染髮劑或洗髮劑，我可以肯定大部分是化學成分為多，不過也有些標榜強調採用天然的東西，我自己多年來也在開發，到今天為止成品還沒上市。有人做過實驗，用旱蓮草、核桃殼、側柏葉，再選用芝麻、何首烏，確定有其療效，如何盡早推出這項產品造福白髮族群，我想也是功德一件。

※頭皮屑多、頭皮癢、髮質油性

頭皮屑多、頭皮癢與飲食、睡眠、生活作息有關。

❖成因與症狀

飲食方面，譬如烤炸的食物、燒餅油條、烤麵包、餅乾、炸炒花生，還有小朋友喜歡的麥當勞等速食產品，這些食物比較乾燥會影響到體內的水份、血液。頭皮屑多不一定會癢，《內經》七十四章至真要大論中的病機十九說「諸痛癢瘡皆屬於心火」，說明痛與癢都和心、火有絕對的關係。一般人說的火氣，多指食用到前述上火的東西。另外如龍眼、荔枝這類的水果也偏燥熱，有的人吃了不僅僅頭皮屑增加，頭皮也跟著癢，甚至出現很多過敏反應。所以這些飲食部分要特別禁忌。

睡眠方面，之前提過頭髮一切的狀況和血液的供應有絕對關係，另外談到腎主骨，其華在髮，血液供應至頭髮，頭髮才會茂盛有光澤。一樣的道理，我們必須有充分的血液循環至頭部，頭皮屑才不會多，頭皮也不會出現搔癢，頭皮的分泌物相對恢復正常。

此外，由於外在環境空氣的污染，有人即使每天洗頭頭皮屑還是多，頭髮油質還是嚴重，這樣不僅有礙觀瞻，還會感覺不舒適清爽，造成相當的困擾。

❖對治與養生

既然髮為血之餘，而且諸痛癢瘡皆屬於心火，我們就要選擇增強血液供應的處方與用藥，另一方面還要考量用比較涼性的藥物。性味苦寒與涼在程度上是有差別的，黃芩瀉肺火，黃連瀉胃火、瀉心火，黃柏瀉腎火，梔子瀉三焦火，這些是屬於大苦大寒的藥物，盡可能少用。我們可以想辦法用一些滋陰養陰補陰的藥物，如沙參、麥冬這類有養肺陰滋陰的作用，地黃、阿膠補血，石斛、天花粉養胃陰，至於滋養肝陰補養肝血的藥則非地黃、生地黃莫屬，不過台灣的氣候與土壤並不適合種植地黃，所以要拿到生地黃的可能性比較小，好在乾地黃、熟地黃也是養陰的藥，當歸也能補肝血，少量還有養肝陰的作用。一貫煎裡有當歸、地黃補肝血，沙參、麥冬補肺陰。

六味地黃丸中，地黃用來補腎陰，山茱萸補肝，山藥補脾胃。我們還會考慮玉女煎，因為裡面有地黃。瀉白散裡有地骨皮，可以治療有汗骨蒸、無汗骨蒸；桑白皮瀉肺火，因為肺主皮毛。六味地黃丸中的牡丹皮瀉血中伏火。

我們又可考慮用竹葉石膏湯，石膏性涼，雖不是滋陰之品，但有瀉胃熱的作用。有一方叫做麻杏甘石湯，就是用石膏瀉胃熱、瀉肺熱。另外元參又叫玄參，也是補腎陰滋陰的藥，與地黃同科，有色黑補水的效果，既然諸痛癢瘡皆屬於心火，火過盛就用水來涵養與制衡，所以我們用元參滋陰養陰補陰以達瀉火的效果。

文獻又記載云「頭為諸陽之會」，意指足太陽膀胱經、足陽明胃經、足少陽膽經、手陽明大腸經、手少陽三焦經、手太陽小腸經這六個陽經一定上升頭面，所以我們在竹葉石膏湯、玉女煎等處方中還需用到引經藥。引經的藥有桔梗，因為桔梗能引諸藥上行，在《本草備要》裡有提到桔梗為「諸藥之舟楫」，能引其他藥至至高之份；升麻也是引經藥，不過必須搭配滋陰的藥，因為它升提的藥性也會升散。

清末民初張錫純先生著有《醫學衷中參西錄》一書，他很喜歡用黃耆，黃耆有升提的作用，他用黃耆時常選擇兩味藥來制衡，其中一味是知母，在白虎湯、白虎加參湯中有知母，東垣先生在通關丸裡面也有知母。知母性味鹹寒，黃柏大苦大寒，兩味皆入腎。在使用知母、黃柏的同時加了肉桂，不過肉桂的劑量只有知母、黃柏的十或二十分之一做為反佐。另一味是用元參來制衡黃耆的升提。

現代有人推廣用黃耆、紅棗煮水名為安迪湯，做為飲料來增加我們的免疫功能。倡導用中藥增強免疫功能的出發點與善心是可以肯定的，不過一定要告訴社會大眾在什麼樣的情況下不適合服用。很多人認為中藥沒有副作用，這種論點是錯誤的，中藥還是有很多地方會有副作用。

頭皮屑、頭皮癢有外用的藥，包括藥粉藥膏，比如仁〇〇舒、美〇能等，這類外洗方中應該含有精油類的藥物如薄荷、荊芥等使其觸感清涼，適量的使用無可厚非；不過因含有精油類的物質很容易有發散的作用，長久使用可能會使頭皮更乾，頭皮屑更多。所以我們在選擇外用藥時，應當瞭解其中的藥效成分。

我個人比較常用麻杏甘石湯做基礎，有時我們還需考慮頭皮屑、頭皮癢是不是有細菌病毒的寄生，所以還會選擇用苦參、黃柏、百部與連翹，這幾味藥有抑制細菌病毒成長的效果。我們先將這幾味藥煮水，把頭髮洗乾淨之後，整顆頭浸泡在煮好的藥汁裡，這樣頭皮屑、頭皮癢、頭皮出油的狀況就會改善了。

另外我們也可用豬膽汁調苦茶油外用，治療效果也相當好，甚至還能促進生髮。

和前面提到的一樣，我們還需同時注重睡眠的品質與時間。盡可能讓睡眠充足，讓人體生理的運作不受影響，這樣頭皮屑與髮質的修復就會得到完美的改善。

※ 頭髮過疏

頭頂上的毛髮就像森林一樣，有的森林很茂密，有的森林就像砍伐過後那種稀疏的樣子。所以有的人天生頭髮茂密，有的人天生頭髮疏疏落落，依我們中醫的觀點，還是可以追根究柢，尋找補救的方法。

對於毛髮的過度稀疏，老祖宗有種說法，認為毛髮稀疏的人似乎比較好命，是不是如此，統計學上也沒有做過這樣的分析，姑且當做傳言。是不是因為環境比較好的人在飲食上有時候會過量食用某些東西而引起的反應，我們就不得而知了。

❖成因與症狀

頭髮與肺有關。《內經》裡有一句「腎主骨，其華在髮」，腎主骨就是腎管骨髓，這個觀點，現在醫學不曉得在什麼時代什麼時候才發現我們的骨髓本身就是製造血液的系統。腎是管骨髓管血液製造的，髮質的榮盛就端看血液營養供應是否足夠，所以其華在髮。老祖宗在兩千年前就已經發現，頭髮的生長狀況是由腎在主導，當然不是直接，而是透過它所製造的血液供應給頭髮。一旦頭髮過度稀疏，我們就會從腎方面開始考慮。

頭髮過度稀疏與食物營養也有絕對的關係，或說至少飲食有連帶的影響。睡眠狀況也是相當重要的因素，因為你過了正常的睡眠時間不睡，影響到骨髓的造血，當然就影響到血液的供應，所以熬夜的人、過度疲勞的人，毛髮就會從掉髮開始，逐漸的疏落。

藥物也大有關聯，現代的藥品，大部分是透過人工合成的方式製造，這些化學製劑對人體多多少少會有不同的反應，當然不同的藥物就會有不同的副作用。這些年來因為消費者的意識抬頭，我就看過很多病者拿了藥以後不敢立刻服用，他要先找藥典，查出這個藥有什麼主治功效，又有哪些的副作用，如果副作用超過治療效果，他寧可不吃。化學製劑對人體某些機能會產生不同的副作用反應，服用以後如果導致一滴尿液都沒有的話，就表示這藥物會損及腎臟功能，當然也有人吃了就會導致毛髮過度稀疏。

❖對治與養生

針對毛髮稀疏，我們可以考慮用加味逍遙散，如果由於失血過多所造成，我們就會用一些補血的藥物。前面介紹過有兩個不同方向的考量，早期當歸黃耆補血湯，不是不能用，但如果體質屬於比較燥熱就不太合適。我們可以改用雞血藤、阿膠這些比較偏向滋陰養陰藥物或食物。

如果是過度疲勞形成的頭髮稀疏，就一定要想辦法調整自己的生活作息。

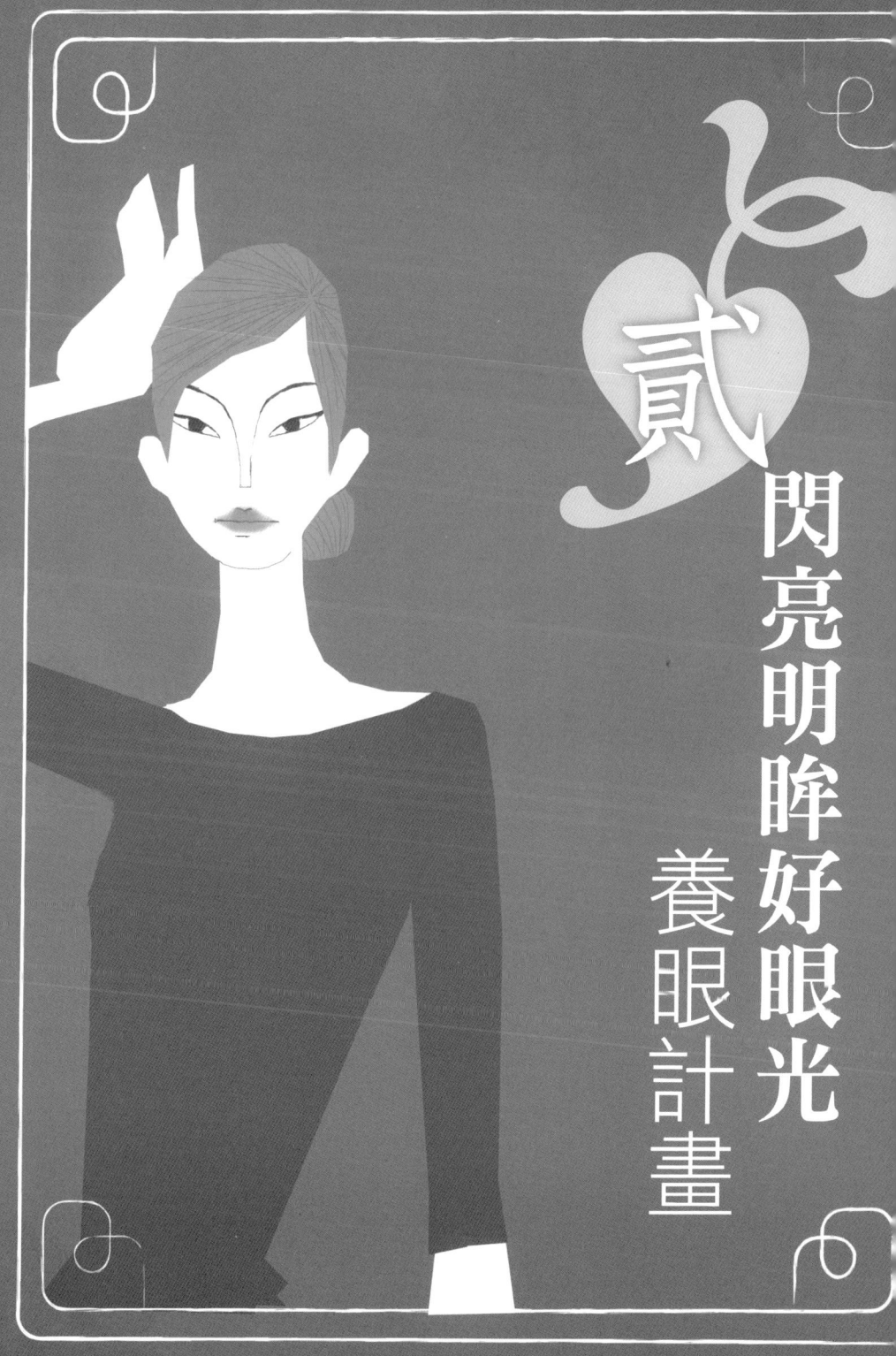

貳

閃亮明眸好眼光

養眼計畫

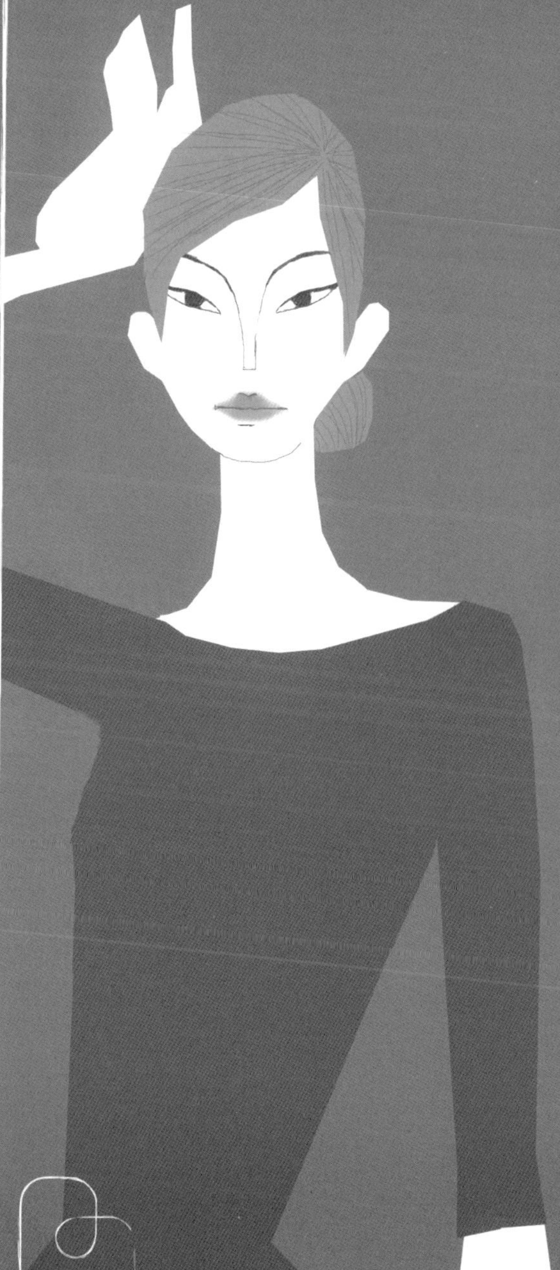

※ 黑眼圈

黑眼圈就像熊貓一樣，我常跟這類的病者開玩笑說，這樣就可以不用花錢去動物園看熊貓，家裡就看得到了。

談起我們的眼科醫學，早在黃帝《內經・靈樞經》的最後一篇文章〈大惑論〉中，就有一段話說「五臟六腑之精皆上注於目」。到今天為止，我們始終認為老祖宗對眼科醫學的認知與瞭解比現代的眼科高明，現在的眼科醫師認為眼睛為一個獨立單位，沒有想到我們的眼睛與五臟六腑脫離不了關係。

到唐朝，孫思邈先生著有一本眼科專書《銀海精微》，在一千多年前的那個時空，就已經很有系統的敘述眼睛的病變。其後，宋朝時有龍木山人的《眼科龍木論》，明朝時有傅仁宇先生的《審視瑤函》，清朝時有吳謙先生的《眼科心法》，諸如此類的作品，都是彌足珍貴的文獻。

早期的西方醫學尚未發展，中醫已有外科的手術。我在很多的場合都曾提過我老爹的師父，竹東的藍師父，外物刺傷玻璃體他都有本事把視力治療到恢復正常，非常可惜的是我老爹沒有從他師父那裡學到眼科的絕技。台灣早期有專看眼睛的醫生，如張齊賢老前輩，還有一位姓白，很多病人都會慕名而至。大陸也有一位非常有名的眼科大夫唐由之先生，根據報導毛澤東先生的白內障就是由他親自操刀。

❖成因與症狀

黑眼圈的形成第一個原因肯定與睡眠有關，只要熬夜，我們的眼眶就會嚴重的呈現黑色素沉澱，所以實際上黑眼圈是指色素沉澱。

另外和飲食也有絕對關係，人體內的血管、肌肉、神經一碰到冰冷的食物，馬上就會有收縮痙攣的現象，導致體內廢物沒辦法正常的代謝，於是沉澱在上下眼胞處，出現黑眼圈。

此外，為什麼會出現黑眼圈，有一種古老的傳說未必是無稽之談：與性生活無度有關。張仲景的《金匱要略》中，有一段文章提到「目赤如鳩眼，目四眥黑」，四眥即是眼角，靠近鼻梁處的內眼角為內眥，外眼角為外眥，一雙眼睛共和為四眥，目四眥黑就是眼眶周圍出現黑眼圈，目前現代醫學也會根據黑眼圈研判你是否屬於過敏體質。

❖對治與養生

治療狐惑病，蝕於上部則聲音沙啞，可用甘草瀉心湯；蝕於下部就用苦參湯外用，另外也可以用赤小豆當歸散，利用赤小豆利濕，當歸擴張血管活血化瘀，不過赤小豆當歸散要用大麥粥做藥引，以保護腸胃的功能。

如果黑眼圈是晚睡造成，就一定要調整睡眠時間，超過十一點就是晚睡了。如果是睡眠品質差、失眠等睡眠障礙引起，應想辦法改善睡眠狀況。

肝膽主管人體的任何色素變化，《內經》及其他內科學文獻中有提到肝主五色，青赤黃白黑，所以我們可以考慮用調整肝血的處方加一些活血化瘀的藥，也可以選擇赤小豆當歸散。不過我個人的習慣比較喜歡用丹參、荊芥，丹參能活血化瘀，荊芥辛溫升散，引諸藥上行的桔梗也不可缺。

另外因為上下眼皮是脾胃所管，所以不妨加一點健運脾胃的藥如黨參、薏仁、山藥等，服用以後，快者一兩個星期，色素沉澱就可淡化了。

我們也可以配合外用藥，但使用時需要慎重一點。我們的外用藥原來叫做美白方，林口長庚兩千個護理人員大概有一千五百個使用過，使用後竟把名字改掉，稱之為「妙不可言方」，因為連與生俱來的胎記都能夠淡化，可見療效是有目共睹的。

我們的美白方只用了同是繖形科植物的藁本、白芷兩味藥和第三味藥天門冬，天門冬屬百合科，在所有的藥物中漂白效果最為理想。有人認為應提升產品的珍貴價值，建議在裡面加珍珠母或珍珠，其實這兩種所含的成分差不多，因為主要成分就是磷鈣，不過這樣就會讓使用者感覺比較珍貴高級。

使用美白方時可以調開水或調蜂蜜，但是後來我們發現用苦茶油調勻，再用彩妝筆沾之在眼眶四周黑色沉澱的地方擦拭，這樣的外用方式再加上內服藥物的調理，黑眼圈很快就不見了。

✲ 眼袋

眼袋，一般我們中醫的名詞稱為下眼胞。上下眼胞都屬於脾胃消化系統所管轄，上下嘴唇亦是。眼袋的成因，就是上下眼皮或上下眼胞的皮膚肌肉呈現鬆弛的現象。

❖成因與症狀

出現這種現象的原因，第一表示你的腸胃消化系統功能虛衰不振，第二是過度疲勞影響到脾胃系統，第三與飲食習慣脫離不了關係。拜現代科技文明之賜，的確能夠讓食物藉電器得以保存新鮮，不過這些冷藏下的食物也為我們帶來諸多身體病痛的問題，尤其是冰品，在炎炎夏日下，不止女士，幾乎所有男女老幼皆愛不釋手，甚至妊娠中的婦女對冰品一樣毫無抵抗力。另外，現代人普遍喜歡熬到三更半夜才就寢的習慣，會造成生理的過度疲勞，如同中醫所言「勞倦則傷脾」，結果就會影響到消化系統。一旦消化系統受到影響，不僅造成下眼胞的鬆弛，甚至還會出現下眼胞如熊貓般的黑眼圈。

❖對治與養生

在治療方面，現代醫學多選用外科手術的治療方式。在這個凡事講求效率的時代，讓很多愛美的女士趨之若鶩。外科整形手術這種治療方式，如果處理得好也就罷了，如果處理不當，破壞到神經，可能會影響到視力，也會影響到眼睛的開闔，這就得不償失了。

在中醫的治療方面，既然眼袋的產生與消化系統有關，我們就會選用四君子湯、五味異功散、六君子湯、七味白朮散等方劑，當然也包括香砂六君子湯、參苓白朮散，這些都是屬於健脾補氣的藥物。我曾多次提到，一旦我們身體的任何部位——不管是外在還是內臟組織——出現鬆弛脫垂的現象，我們肯定都會秉持健運脾胃、補氣的治療原則來處理這些問題。

除了四五六七系列的方劑，我們還會加山藥、薏苡仁、鉤藤、葛根等能增加局部肌肉組織彈性的藥物。同時，也可以再考慮用一些具有收斂作用的藥物，防止肌肉組織鬆弛。中藥中有很多收澀劑，如芍藥、山茱萸、葛根、五倍子等，都能讓肌肉組織不會因為停止服藥而再度鬆弛，使得故態復萌。不像現代的外科手術，或是目前流行的局部施打玻尿酸或肉毒桿菌，最多只能夠維持三個半月至半年，期限一過，又會恢復原來鬆弛的模樣。

我們用健運脾胃、補氣收澀的方式，即能有效的改善上下眼胞鬆弛的現象，這才是根本的治療方式。不過還是要再三強調，維持良好的生活習慣，不熬夜晚睡，不飲食冰冷，才能讓成效一如預期。

※ 長眼屎

因為壓力或飲食而導致的火氣大，表現在外的徵候之一就是長眼屎。

❖成因與症狀

長眼屎我們肯定是因為火氣大，因為肝開竅於目，所以肝膽火旺盛就會反應在眼睛。肝膽火旺也會使嘴巴容易苦，大便比較乾燥。有的人早上起來會發現上下眼瞼黏在一起，我在二〇〇六年五月份得了一場感冒，每天只要睡眠醒來上下眼皮就黏在一起，當時火氣之大、內熱之甚可以想見。

飲食也容易誘發，譬如有人吃龍眼、荔枝吃到最後長眼屎。

❖對治與養生

如果是飲食引起，自己就需節制。

一般長眼屎都用清肝膽火的處方，通常我們會選擇用小柴胡湯、竹葉石膏湯、木賊草、青葙子、穀精、茺蔚子、決明子等眼科的藥。在眼科用藥裡枸杞甘平，菊花性涼，青葙子、茺蔚子能活血化瘀，石決明有鎮定的效果，還有緩瀉作用。必要時我們可以加梔子、牡丹皮這些藥物，梔子瀉三焦火，黃芩瀉肺火。金元四大家的朱丹溪先生有一個處方叫越鞠丸，他用五味藥治療六鬱，六鬱就是氣血痰火濕食，氣鬱用香附，血鬱用川芎，火鬱用梔子，濕鬱用蒼朮，食鬱用神麴；痰鬱因為化痰的藥太多了，朱丹溪先生沒有提出何藥，留給後世醫者一個很大的思考空間。

我們借取梔子瀉火的作用加強清熱效果，三焦火、肝火、膽火、命門，這幾個單位管的都是相火。相火雖名為火，但是煮開水又煮不開，不過它是有溫度的，三焦肝膽命門都是屬於相火，梔子可以瀉此三焦之火。選擇這些瀉火的藥，然後用入膽經的小柴胡湯，因為肝膽互為表裡，再用竹葉石膏湯上升頭面，石膏本身也是很好的清熱藥。到目前為止，我們在臨床應用上處理長眼屎的療效甚佳。

※ 多淚

在眼科學裡又稱見風流淚，也稱淚溢。實際上不一定要見風，有的人只要眨眼眼睛就會乾澀、流淚。西方醫學的眼科通常沒有理想的醫療方式，但是我們用調整肝血的藥物處方，發現效果很好。

❖成因與症狀

流眼淚的首要原因是年齡，年紀一大，老先生老太太流眼淚的機會就特別大，還會影響到視力，所以不能忽視。這多與肝血不足有關。另外睡眠不好、熬夜、透支體力，還有現代的燈光、紙張、電腦等，往往也會影響到淚腺的分泌與淚囊組織的變化，不管是淚多或無淚，都是淚囊淚腺的病理表現。

有一句成語叫喜極而泣，高興到眼淚都流出來了，最常見的就是金榜題名；憂思過度也會潸然淚下，悲從中來更會讓淚水滂沱而下。

❖對治與養生

如果是情緒變化，我們可以幫助他鎮靜安神，穩定情緒，像柴胡龍骨牡蠣湯、溫膽湯、甘麥大棗湯、柴胡桂枝湯等處方加上一些眼科用藥。如果淚溢太多也可以再用一些收澀劑，如山茱萸、白芍藥，皆入肝膽，甚至是具有收斂作用的五味子，這樣不僅可以改善眼睛的問題，情緒也可以獲得控制。

年齡老化我們可以考慮用杞菊地黃丸、加味逍遙散，再加穀精子、決明子等眼科用藥，效果也是相當理想。

❊ 乾眼症

完全沒有眼淚叫乾眼症。有一位閩南語演員以能哭善哭出名，有一天他很著急的說他竟然哭不出來，我就跟他講稍安勿躁，讓我向孟姜女借眼淚給你，你就會有大量的眼淚了，他一聽哈哈大笑。看病就是這樣，也是一種藝術，所謂醫者意（藝）也。

❖成因與症狀

老阿公老阿嬤容易流眼淚，相對的也可能欲哭無淚，這兩個極端反應事實上都是老化現象。臨床上乾眼症與眼淚多的病例也不相上下。

此外與燈光也有關係。現在的水銀燈可以節省很多電力，比老燈泡亮度好，但會引起反射。其次是印刷紙張，雪白的感覺比較潔淨好看，實際上對視力不好；加上印刷字體小，不像早期木刻版字體較大，目視起來相對省力。再來就是電腦，我們時常盯著螢幕，久而久之就會影響到視力。

❖對治與養生

阿公阿嬤淚液太多，我們用加味逍遙散、杞菊地黃丸，乾眼症的病患也一樣，這叫雙向作用。我們老祖宗傳統醫學奧妙的地方就在這裡。

乾眼症在現代醫學都用人工淚液，裡面如果含有類固醇，長久使用會造成類固醇沉澱，使得眼壓升高變成青光眼，所以我們一再奉勸使用人工淚液要慎重。我們用加味逍遙散、杞菊地黃丸加穀精子、決明子等增加肝血的藥物，治療乾眼症的效果莫不應手而癒。

※紅眼睛

我們可以從外觀看出很多人的白眼球——也就是氣輪——布滿血絲，最常出現這種現象的原因就是熬夜、耗眼力、睡眠品質差、偏食烤炸食物，還有便祕等。

❖成因與症狀

便祕，不管小孩或成人，解便時會用力，一用力氣即往上，屬於氣輪的白眼球就會充血，因為氣輪是屬於肺所管，肺與大腸相表裡，便祕的人要將大便用力排出，氣即往上升，白眼球即因充血而佈滿血絲。

睡眠品質不好、耗眼力、疲倦……，會讓眼睛裡的微細血管充血以至於破裂，使得白眼球充滿血絲。有人愛吃烤炸的食物，看電視時會來點餅乾、洋芋片等，也會使微細血管充血、乾燥，最後導致微細血管破裂出血。

除了這些，外感也容易出現這種現象，因為感冒病毒一定會侵犯人體抵抗力弱的器官或組織，所以很多人感冒眼睛就紅紅的。

工作場所也會導致紅眼睛，有一位病患以前是玻璃切割工，工作場溫度高到八百度，難免眼睛會受到傷害，煉鋼廠的工人也類似。這種由工作場造成的職業傷害，就應該用滋陰養陰的藥物。

❖對治與養生

如果是感冒引發的，就要從感冒處理。在《內經》中就有告訴我們如何辨證：紅血絲的血脈從上往下發展，屬於太陽病，因為太陽膀胱經的循行是起於兩內眼角的睛明穴，再上額至頭頂的百會穴，再循背下行到膝蓋後側的委中穴然後到達小趾趾溝邊的至陰穴，所以紅血絲從上到下是屬於太陽病；紅血絲從下到上，屬於陽明病，不管是向外輻射或向內發展，兩側的部分稱之為少陽病。如果是少陽病，我們的選擇就以少陽主方的小柴胡湯為基礎；如果是從下到上的陽明病，我們可以考慮竹葉石膏湯；如果是足太陽膀胱經的太陽病，我們會考慮以葛根湯為主方。另外，我們要用活血化瘀的藥搭配，如茺蔚子、青葙子、決明子或木賊草，《內經》有云「病在上，取之下」，所以我們也可以考量用懷牛膝、車前子等。

如果是睡眠障礙引起的，就要想辦法改善睡眠的狀況，睡眠不足、熬夜等涉及到個人作息的問題，得自己調整作息時間。如果是飲食上偏好烤炸食物，我們也會建議盡量避免。因為你的毛病是從這裡發生的，要改善這個問題就得自我約束。

如果是排便造成，決明子有緩瀉作用，若改善不大，可考慮承氣湯類，不限定大承氣、小承氣或調胃承氣，只要處方中有大黃，就可歸類於承氣類。竹葉石膏湯中的石膏，有涼血的作用也可以幫助排便。

人體的組織，像我們的眼睛，角膜、結膜形成充血的現象，自體的生理功能會想辦法把這充血的現象慢慢吞噬消失掉，便祕造成的眼睛充血，三天之內，人體的本能會將其吸收掉，但若惡性循環下去，眼睛就可能像兔寶寶一樣，這就要借助一些藥物來治療。大黃劑類的藥物就可以緩和氣輪充血。

現代醫學有可能把紅眼睛歸類為免疫系統問題，那我們要怎麼樣加強免疫功能呢？中醫增強免疫功能的首選方就是小柴胡湯，因為小柴胡湯被稱為後天湯，後天的意思就是後天免疫功能的意思。西醫的眼科用在外科部分，包括眼角膜移植、玻璃體移植等表現的確優越，但內眼科常常一籌莫展，如果中西醫能夠相輔相成，我想對病者來講是一大福音。

※ 長針眼

一般針眼是長在上、下眼皮，會有一個結節硬塊，嚴重的話就像紅眼睛一樣會造成視力模糊，甚至影響到視力。現代醫學稱它為麥粒腫，民間稱為透針眼。

❖成因與症狀

容易長麥粒腫，大部分都與傷風外感有關，有的人一感冒就長，如果免疫功能差就會一直循環的長。有的人長了會自然退掉，但是大部分要借助治療才能快速改善。

❖對治與養生

治療麥粒腫，西醫眼科會用切割的方式，把腫的部分劃開，化膿的就把它擠出來，傷口就慢慢的結痂消掉。

中醫呢？老祖宗還是一樣：根據部位，如果長在上眼皮，用葛根湯的機會就比較大；如果長在下眼皮就用竹葉石膏湯，長在兩側的外眼角或內眼角就用小柴胡湯。有膿就需用桔梗、連翹之類的化膿藥。擴張血管的藥也一定要用到包括荊芥、茺蔚子、青葙子。因為是外感病毒所造成，連翹這類排毒的藥物也該加進去，這樣就會獲得改善。

不過治療麥粒腫往往不用任何藥物，只要用一個動作：長在左（右）邊上眼皮就用右手（左）從後腦勺繞過，再用手指掰動長針眼的地方，勤快一點重複掰動的動作，慢慢的腫就會消失掉，據說效果非常理想。

我老爹曾經用非常簡單的幾味藥材來改善包括結膜炎、角膜炎、紅眼睛、麥粒腫等問題，都很有效，第一味是桑葉，第二是竹葉，第三是菊花，我老爹會加一味青皮鴨蛋，我覺得鴨蛋難免有不乾淨的感覺，所以不加。所有菊科植物都有清熱解毒的功效。竹葉是用竹心部分，因為竹心最清熱，早年我們拔竹心沾著特製中藥的眼藥粉點在內眼角或外眼角，眼睛就會涼涼的很舒服。桑葉本身也有清暑的作用，夏天時我們用單一味桑葉煮水當茶喝，就有消暑的作用。

我老爹用青皮鴨蛋和這三味藥材一起煮，煮熟後把蛋丟進冷開水浸泡，之後撈起把蛋殼剝開用棉線——不要用金屬線——將蛋劃開成兩半，直接矇在眼睛上面，單眼矇一邊，雙眼都充血就剛好用一顆青皮鴨蛋。矇在眼睛上會有很涼的感覺，眼睛充血刺痛的感覺就會舒緩。為什麼要用青皮鴨蛋？因為根據中醫的理論，色青入肝，肝開竅於眼睛，事實上它的療效的確不錯。不過只要能夠變化材料的地方，我就會想辦法思考，有一味藥叫決明子，是豆科植物，有緩瀉的作用，泡茶時可用決明子、菊花或加點甘草片，因為決明子的緩瀉作用，麥粒腫會因此得到改善。

老祖宗在眼科上的用藥少說有一、二十種，枸杞、菊花、決明子、石決明、九孔、茺蔚子、青葙子、穀精子、密蒙花、甤仁，甚至車前子等等，這些全是老祖宗憑藉經驗累積的智慧。

※ 眼濁、眼珠不黑

東方民族的飲食習慣都是比較講究色香味俱佳，說得好聽是講究烹飪，佐料豐富，講不好聽就是雜食，很容易造成玻璃體呈現混濁的現象。老外吃的東西則相對單純，牛排就是牛排，豬排就是豬排，魚排就是魚排，再配合一點飲料，以吃飽為主，眼睛會混濁，肯定與飲食有關係。

❖成因與症狀

人體的生理機能如果有不平衡不正常的現象，很容易造成眼睛混濁。最常見的是腎臟功能的病變，排尿混濁，眼睛也會出現混濁的現象，因為肝經環繞陰器，所以排尿和肝膽也有關係。又因為「肝開竅於目」，所以有肝病的人眼睛黃濁，尿液也會從淺黃到深黃，最後會像隔夜茶深褐色似的。

再者，我們從眼睛就可以看出來人的精氣神。先天的疾病不論，如果眼球的眼珠不黑，往往表示精氣神不夠。所以第一個我們考慮他本身的飲食內容，第二是睡眠品質不好導致的萎靡不振。

❖對治與養生

如果是腎功能引起的眼睛混濁，我們會考慮用豬苓湯、腎氣丸、濟生腎氣丸或杞菊地黃丸。如果是肝膽經引起的，實症我們可能會用大柴胡湯，虛症我們可能用小柴胡湯，同時搭配茵陳五苓散，加上懷牛膝、車前子、金錢草、白茅根加強利尿效果。眼科的用藥再考慮用決明子、車前子，老祖宗還特別標榜車前子是利水而不傷陰。

當然飲食上要吃一些比較清淡的東西，不要吃太複雜的食物，就不會造成那些食物營養的沉澱。

這方面造成的眼睛混濁我們就透過利尿的方式，讓那些混濁物質帶出來。有時候我們也會考慮用活血化瘀的藥物，包括丹參、荊芥、川芎、茺蔚子、青葙子等。所以是飲食造成的，我們就想辦法攝取對眼睛有幫助的一些食材，其中貴重的鮑魚、九孔，我們可以考慮用平民價格的東西替代，首選是枸杞、菊花、決明子這類材料，其次是黑豆，清朝《冷廬醫話》

的作者陸定圃先生（陸以湉），最推崇枸杞、菊花對眼睛的養護，他說只要用枸杞、菊花兩味藥做成藥丸，長期服用就能夠讓視力大獲改善。

生吞黑豆有個醫案，一位考官四十歲時眼睛就有點模糊，可是他生吞黑豆以後，到八十幾歲考卷上的蠅頭小楷比四十幾歲時的視力感覺更清楚。我覺得生吞黑豆對視力的保養有很好的作用，因為它能夠清肝明目，能解毒，補肝補腎，又能增強所謂的免疫功能。

因此眼珠不黑的人可以多生吞黑豆，所有的種仁都有胚胎胚芽，就像在我們媽媽肚子裡面的胚胎一樣，它會爆發生命力，不管是紅豆、綠豆或黃豆。可是有人會懷疑吞進去以後一顆一顆的排出來真的有用嗎？我們的目的是取其氣，前面我們講到從眼睛就可以看出精氣神，所以儘管吞進去一顆一顆的排出來，表示我們已經攝取了它的生命力它的氣。

吞黑豆要早上吞，因為《內經》告訴我們，一年可以分春夏秋冬，一天也可以分春夏秋冬，《內經．四氣調神大論》裡就說「春三月名曰發陳」，發就是生物，要開始生長，所以早上生吞黑豆就充滿生機。為什麼要生吞四十九顆？因為七七四十九，是功德圓滿的意思。老祖宗從經驗的累積中發現生吞黑豆四十九粒，在早上用白開水或淡淡的鹽開水吞下，所產生的生命力是不可忽視的。

※ 眨眼頻繁

眨眼頻繁的人實在太多了，包括一些高官顯貴。自古民間有個傳說，一直眨眼表示這個人心術不正，當然這種說法未必公允。

❖成因與症狀

很多小朋友也會有一直眨眼的症狀，我想還是與現代科技有很大的關係，電視一直看，看多了就造成眼睛視力的負擔。再深入研究，眨眼很有可能代表一種潛在性的不安全感，所以表現出一直眨眼睛。又或者是因為需要思考而造成一直眨眼。此外，眼睛過度疲勞、過度耗眼力也較容易產生這樣的反應。現代醫學對此可是一籌莫展，眼科醫師沒辦法治療這樣的症狀。

西方醫學有個好處：很願意在專業的領域裡深入研究。他們發現，在眼皮上面局部施打肉毒桿菌，眨眼的症狀就緩解下來了。繼續用在美容方面，打在臉部，發現面部的皺紋消失了，暫時又恢復了青春，可是能夠維持的時效有的三個月、有的半年，之後症狀又出現了：開始眨眼睛，臉皮的皺紋也更嚴重了。所以這是治標，不是治本。

❖對治與養生

我們中醫對眨眼睛的治療，到今日為止，沒有一例不成功的。我們統計下來，這種眨眼睛的病例以兒童居多，成年人較少，我們發現治療之後，復發率幾乎為零。

我們選擇以葛根湯做基礎，再加鉤藤、秦艽、殭蠶、蟬蛻等有鬆弛作用的藥。我們認為眨眼與眼皮的肌肉神經出現痙攣有很大的關係，當然，有些個性比較急的，我們就安定他個人的神經系統，讓他不要那麼緊張。鉤藤、秦艽對安撫神經有很好的作用，再加點石決明、柏子仁，反應效果會更好。

❊ 睫毛倒插

在眼科專書裡面，都有提到俗稱睫毛倒插的倒瞼睫毛症狀，從《銀海精微》到《眼科龍木論》到《審視瑤函》，最後到《醫宗金鑑》的眼科心法都有。外觀上若不注意的話不太容易發現，但是對當事人來講是很不舒服的。這個症狀不是外觀美容的問題，而是已經關係到生活品質，不舒服嘛！現代眼科的處理，是要你定期去把睫毛剪短，但沒隔多久又會長出來刺到眼睛，所以事實上只是治標，不是治本。

❖成因與症狀

臨床上這種病例也蠻多的，倒睫毛肯定是眼皮的肌肉組織缺乏彈性，所以睫毛才會倒插，有時候太過緊張也會發生這種症狀，也就是痙攣的現象。我們處理的方式也大同小異，需掌握上下眼皮是脾胃所管的原則，所以我們會選擇如何健運脾胃系統，如果是過度鬆弛，我們就加強它的彈性以防倒瞼睫毛；過度痙攣，我們就想辦法放鬆。

❖對治與養生

我們提過紅血脈從上到下延伸是太陽病，從下到上是陽明病，呈放射狀是少陽病。如果倒瞼睫毛是從上到下，我們還是可以考慮用葛根湯加四君子湯，或五味異功散，或六君子湯，或七味白朮散，或參苓白朮散、香砂六君子湯，通常我們稱這些系列的處方為四五六七，再加黃耆、山藥，因為四五六七中有人參，人參有補氣的作用，氣足則彈性夠，就不會倒瞼睫毛了。如果是痙攣，還是可以用上列的處方，但要再加鉤藤、秦艽這些有鬆弛作用的藥，葛根、芍藥本身也有鬆弛的效果。

所以倒瞼睫毛，我們用健運脾胃、健脾補氣的原則，再朝著兩個相反的方向處理，一個用鬆弛，一個用補氣，很快的倒瞼睫毛就改善了。

※ 斜眼

斜眼會給人一種不屑的感覺，事實上這是眼睛眼球的角度不能如常人一般，不管你是從哪個角度看，總是會發現他有斜視的現象。

❖成因與症狀

現代電視媒體聲光色彩奪目，我想與從小太早接觸這些有關，小寶寶躺在床上，大人開著電視給他看，他就用單邊眼睛看，久而久之，造成眼睛的角度不正確，眼睛肌肉組織沒辦法控制。這是日久形成的。

❖對治與養生

我們要想辦法讓它放鬆，讓斜視的動作回歸原來正確的位置。我們眼科的用藥，因為斜視不是左就是右，所以一定要朝少陽的方向來掌握。我們用小柴胡湯，加鉤藤、秦艽、遠志、石斛、穀精子，將眼球牽回去。

當然日常生活中的習慣也要配合，一發現有斜視的動作，一定要想辦法調整座位或調整想看的物件的方向，這樣斜眼就會獲得改善了。

我們的臨床病例雖然不多，但治療的反應效果相當不錯。有個女生，眼睛白眼很多，人家以為她在對你翻白眼，覺得很沒禮貌。現代醫學的處理方式是幫你開刀，結果往往不盡理想。我們透過一些藥物自然把它牽正回去，用一些藥物從肌肉組織的放鬆到眼球的放鬆，內外用藥兼顧，斜眼自然消失。

※ 虹彩炎

虹彩炎比角膜炎、結膜炎更嚴重、更棘手、更難以處理。我們有一些病例，包括一位風濕過敏科的醫師，他在自己醫院裡請眼科醫生幫他處理，處理了有四年半的時間，結果始終都沒有改善。

經過他們醫院的同事介紹過來，我用了下面介紹的藥物，很快就有明顯的療效。

❖成因與症狀

形成這種病變大概與眼睛使用過度有關。大家都知道大醫院的醫師白天需要巡房，病患有什麼狀況都要瞭解，還要蒐集很多資料，研讀大量的論文醫案。除此之外，睡眠障礙、熬夜晚睡、睡眠品質差、喜歡吃烤炸的食物等，對眼睛也是非常不利的。

在出現虹彩炎的同時，往往會導致眼壓升高，外觀上比較看不出來，病患本身較能體會。一般眼壓升高的話，會覺得眼眶有脹痛感，現代醫學的眼科用量的方法或照相，這很麻煩，其實自我診斷不用一分鐘結論就出來了，感覺到眼睛脹痛就表示眼壓升高了。眼壓升高與虹彩炎或其他眼科病變的原因其實都很類似，外感是其中最重要的因素，嚴重的話玻璃體會產生扭曲的現象，導致玻璃體破裂。所以眼壓升高是不容忽視的疾病。

❖對治與養生

西方醫學會先用點眼藥水的方式，很多人會有刺痛感；有的人用開刀的方式，目前為止我們看過的滿意度幾乎都不如人意；最後會嘗試新的治療方式，比如雷射醫學，可是效果也不是很理想。

如果是單純的眼壓升高，可以用苓桂朮甘湯，加懷牛膝、車前子、決明子、青葙子，加一些利水而不傷陰的藥來治療。根據我們的經驗累積與觀察發現，快的話一包藥就有反應，我曾經在台中社會大學開一個教學與義診課程，當時有一位老先生眼壓高到三十幾，結果吃了三天的藥，回到眼科那裡檢測就恢復到正常值了。

虹彩炎比角膜炎、結膜炎嚴重且棘手，患者痛苦不適。眼科醫師幾乎都用類固醇，長期使用往往導致類固醇沉澱而成青光眼，更是難以處理。通常我們用小柴胡湯，合竹葉石膏湯加木賊草、青葙子、茺蔚子、穀精子、蟬蛻、桔梗等治療，無不應手而效也。

參

朱唇皓齒玉雕鼻
口鼻雙修

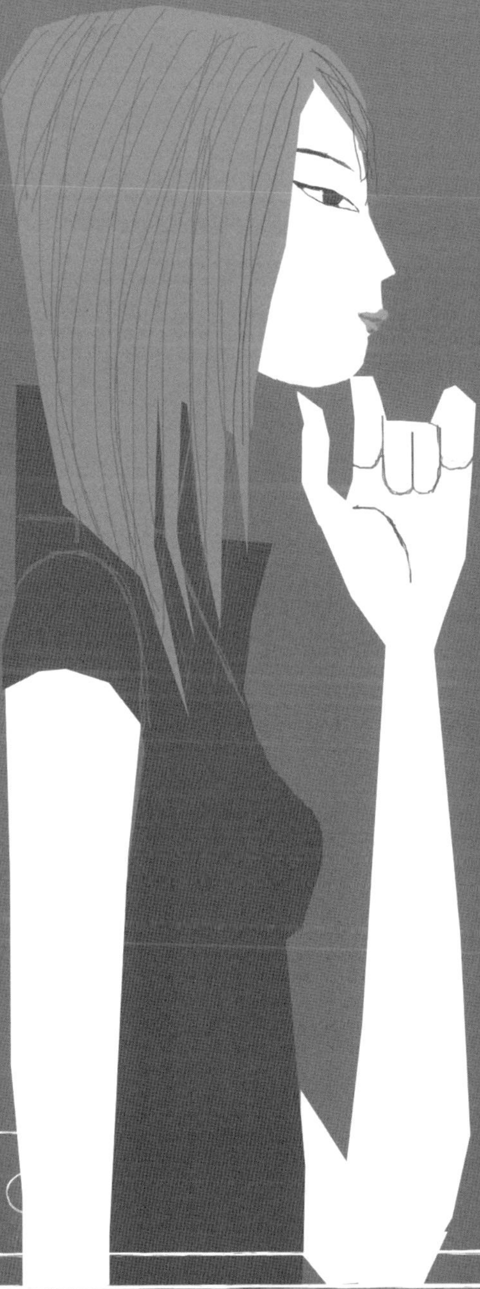

※ 鼻頭粉刺、酒糟鼻

鼻頭粉刺和酒糟鼻其實很類似，鼻頭就是明堂，或稱準頭，明堂處皮下血管充血，明顯的呈現紅紅的顏色，就叫酒糟鼻。在鼻頭的地方長的痘痘可稱為粉刺，或叫痤瘡。所以鼻頭的粉刺與酒糟鼻應該是說只是程度上的不同。

❖成因與症狀

首先我們應從經絡系統考量。陽明經上升頭面，足陽明胃經從鼻子兩側下行，一面上耳前循髮際到額頭的頭維穴，一面又下行到足中趾，所以一定會到達頭臉；手陽明大腸經影響更大，它從手指食指指溝邊一的商陽穴一直走，走到鼻子旁邊約五分的迎香穴。所以鼻子的病變與陽明經息息相關，陽明本來就是一個多氣多血的單位，所以容易形成鼻頭充血。

大腸負責管排泄，陽明經呈現多氣多血，有熱的現象，出現粉刺或酒糟鼻的機率就很高。當然這和飲食有絕對的關係，如果能不吃那些具刺激性的食物，形成鼻頭粉刺與酒糟鼻的機率就減少很多。

還有便祕，大腸管排泄，排泄不正常，有的便祕三天五天，或一個星期，甚至在一個醫案裡面，有人可以四十九天沒解大便。

❖對治與養生

既然與陽明經有關，我們在處方用藥時就要考量可以作用在陽明經的方劑或藥物。在《傷寒論》裡開宗明義的提到要發陽明的汗就要用葛根湯或桂枝加葛根湯，《傷寒論・合病併病篇》說：「太陽陽明合病必下利，葛根湯主之，若不利但嘔者，葛根加半夏湯主之。」所以我們對鼻子的痤瘡或酒糟鼻，首選就是葛根湯。

再來可以選擇用竹葉石膏湯，竹葉石膏湯其實是從白虎湯逐漸變化出來的處方，白虎湯有知母、石膏、甘草、粳米四味藥，再加人參就叫白虎加人參湯，白虎加人參湯去知母加竹葉、半夏、麥冬就變成竹葉石膏湯，它有白虎湯的作用，不過多了竹葉可以清上焦熱。兩乳以上是上焦，頭臉就屬於上焦，既然鼻頭有痤瘡有粉刺呈現充血現象，就表示上焦有熱，所以用竹葉清之。

談到三焦，很多人都在研究，從《內經》《難經》到很多的內科診斷學都在探討。有所謂體位的三焦，兩個乳房以上是上焦，乳房到肚臍叫中焦，肚臍以下叫下焦；按照臟腑經絡學，其中的手少陽三焦，是屬於經絡學上的意義；另外按照功能區分，上焦主納，中焦主腐熱水穀，就是負責消化，下焦主出，下焦還要考慮前陰與後陰。另外老祖宗的詞語如果不加以詮釋，往往會難以理解，說「上焦如霧」，一是指肺的一個現象，肺一定要有足夠的潮濕容積，否則就會燥，燥就會乾咳；說「中焦如漚」，漚的意思有點像我們說的酒囊飯袋，食物進到胃腸，需經由腸胃的攪拌消化，如果吃的東西經過幾分鐘後再吐出來會又酸又臭；說「下焦如瀆」，瀆就像下水道工程，如果下水道堵塞了，大便不通，小便也不通，身體一定會產生很多的病變。所以三焦的意涵，要從什麼角度探討，就看我們本身什麼時候有何需求來取捨。

竹葉石膏湯的半夏對鼻頭粉刺與酒糟鼻並沒有明顯的作用，因為此方中的半夏是用來鎮嘔的，也就是腸胃不舒服，想要有嘔吐的反應。當然對酒糟鼻、粉刺，我們不可免的還需加上連翹、元參、牡丹皮、桑白皮，因為肺主皮毛，桑白皮有瀉肺熱的作用，宋朝名小兒科醫師錢乙先生開發了一個方劑叫做瀉白散，可瀉肺熱，這是指實證。如果是虛證，瀉白散就比較不妥當，以錢乙先生的用藥思想來討論，要補肺虛我們可以用補肺阿膠散。一般的原則是虛者補之，實者瀉之。

實證與虛證的判別是一定要有的認知。我們的一些書行銷到全世界各國，有很多讀者自己按照書中介紹的處方到中藥鋪買來服用，結果發現效果非常不錯；不過我們在每一本書都會提醒讀者，盡可能不要自行到藥鋪買藥，因為畢竟我們的八綱辨證「陰陽表裡寒熱虛實」是一定需要鑑別診斷的。

瀉白散的君藥是桑白皮，還有地骨皮和甘草。我們用桑白皮的道理就是瀉肺熱，因為肺開竅於皮膚毛細孔，藥物學特別強調牡丹皮可以瀉血中伏火。如果我們要引藥上行，竹葉本來就是往上走的，我們還可以加為諸藥之舟楫的桔梗。至於元參屬玄參科，與地黃同科，有養陰的作用，藥學裡說它能瀉無根之游火——不知道是什麼因素造成的熱象，既然陽明經有所謂的充血現象，即一般民間所說的火氣，元參就有退火的作用。我們用桑白皮瀉肺火，元參瀉腎火；不過我們從《內經》或文獻上可以發現，腎是不可以隨便亂瀉的，因為腎為先天，腎為作強之官，腎關係到我們的免疫系統，關係到我們的防衛能力，所以我們是不太輕易用瀉法的。

臨床上有很多漂亮的醫案，不管是鼻頭粉刺或酒糟鼻，用了藥以後皮下充血的現象很快就會改善。在飲食方面，烤炸的食物就要盡可能避免，否則反覆的發作，會給自己增加很多困擾。酒糟鼻出現在女性的臉部，在美觀上的確是一大敗筆，很多女性會塗抹化妝品把它掩蓋掉，但畢竟不是辦法。肺主皮毛，皮毛是要呼吸的，我們的毛細孔負責氣體的交換與廢物的代謝，每一分每一秒都在代謝，如果廢物不能充分從毛細孔代謝出來而導致產生毒素，就會刺激干擾人體的知覺神經、癢覺神經、痛覺神經。所以我們處理酒糟鼻或鼻頭粉刺，連翹之類的解毒藥一定會用到，像荊芥、防風這些藥則有發汗作用，能夠把沉澱在皮下的廢物充分代謝。這樣一來，酒糟鼻與鼻頭粉刺要它不改善也難。

飲食上我們一再交代刺激的食物盡量避免。很多人都問能不能喝茶？我說喝茶有什麼不好，喝茶是最好的。那能不能喝咖啡？我說咖啡最好不要喝冰的，要喝熱的，熱咖啡才有咖啡特殊的香味。能不能吃麻辣火鍋？我說麻辣火鍋嘴巴在噴火，最後肛門也會噴火，有人吃了影響到排便，排便時用力擠壓，肛門的門脈靜脈就會出血導致痔瘡發作。如果能夠吃得清淡，對我們人體功能只有好處沒有壞處。當然充分睡眠更是最最重要的一件事。

※鼻炎、鼻竇炎、過敏性鼻炎

在現代的疾病種類裡，過敏性鼻炎在台灣地區幾乎被稱為國病，這有其道理：我們居住的地方是海島型環境，氣候潮濕，再加上生活飲食的不當，更易引發我們鼻子出現發炎、過敏反應的現象。

大家知道血液是從心臟送出來的，然後供應給肺臟，讓肺臟與外界的大環境進行氣體交換，這就叫小循環或肺循環。另外它要把血液供應給心臟，讓心臟輸送給身體的每一個部門，帶動全身的循環，這叫體循環或大循環。我們的呼吸最後都要藉助鼻腔，一旦器官本身有問題，我們稱為實質性或器質性的病變，諸如鼻竇炎、鼻瘜肉、鼻中膈彎曲等等，就會影響到呼吸。

❖成因與症狀

人體的鼻腔黏膜應該要有正常的分泌物，可是因為種種的因素而影響到鼻腔黏膜產生過多分泌物，堵塞了呼吸管道，以致影響到正常的呼吸，發生呼吸困難。有的小朋友很可憐，半夜起來頭向下屁股翹著向上，然後一直哭說著他好可憐不能呼吸了，這個都是因為器官本身有了問題。

鼻腔黏膜會有正常的分泌物，鼻子才不會乾燥；但是分泌物過多就會阻塞鼻腔，堵塞呼吸管道，影響到氣體交換，影響到呼吸。分泌物本來是白的，人體的體溫約三十六度半到三十六度八，分泌物如果不能正常排出，就可能因為受到人體體溫的煎熬，使得顏色從白轉變為黃。以我們的醫學名詞稱之，在《傷寒論‧六經病》的發展上認為這叫「傳變」，事實上是化熱的意思，人體本來就有溫度，一再受煎熬的結果，鼻涕和痰變成黃黃濃濃稠稠黏黏，這就是有發炎的現象，我們所稱的鼻炎，一定要有這樣的演變。

另外，鼻竇在鼻腔的腔洞裡，一般鼻竇經過發炎現象又清不出黃濃稠黏的分泌物，日久之後就會形成一股腥臭味，問題就更嚴重了。也就是說鼻子的毛病是逐漸發展的，最嚴重的是出現一股腥臭味，甚至會影響到大腦，讓你感到混混沌沌的。

生活環境也是非常重要的一環，越是空氣污染、環境不良的地方，造成鼻子病變的機率就越高，尤其工廠排放的廢氣、產生的惡臭，都是導致鼻子病變的原因一。

那麼感冒呢？這是個人體質的問題，有的人動不動就受到細菌病毒的侵入，一感冒馬上就影響到呼吸，影響到皮膚毛細孔，影響到肺或代謝的功能，所以鼻子首當其衝是避免不了的。

最後是飲食，我們說過，人體疾病的發生往往是自己製造的。以吃冰冷的東西為例，我們說氣候變化溫度遽降，人就不能適應，那個溫度下降也不過十度八度；但如果是吃冰冷食物，你的體溫與飲食的溫度就差了二、三十度，不會產生過敏反應我是絕對不相信的。

❖對治與養生

鼻炎、鼻竇炎、過敏性鼻炎的治療，到今日為止，現代醫學大概都是給予一些類似抗組織胺的藥物。我們發現，抗組織胺的藥吃多了會一直打瞌睡，我們一再提醒，這一類症狀的人，如果有必要開車時最好是不要吃藥，因為車裡有冷氣，一碰到冷空氣，就會起嚴重的過敏反應；但話說回來，寧可打噴嚏，起碼你不會昏昏欲睡。

我們的桂枝系列肯定對鼻子過敏有很好的作用，包括桂枝湯。在《傷寒論・太陽上篇》第三條最後有一句：「鼻鳴乾嘔，桂枝湯主之。」意思是說流鼻水、打噴嚏等，還有和腸胃有關的乾嘔等症狀，桂枝湯主之。桂枝湯加麻黃、葛根變成葛根湯，葛根湯就是麻桂的合方，只是沒有杏仁而已。麻桂合方還有麻桂各半湯、桂二麻一湯、桂二越婢一湯，再繼續變的話，就變成大青龍湯、小青龍湯、當歸四逆湯。麻黃湯再變的話，可以從麻黃湯變成麻杏甘石湯，大概熱症的部分，可選擇石膏劑，包括麻杏甘石湯、大青龍湯、桂二越婢一湯等，寒症就可選擇桂枝湯、葛根湯、當歸四逆湯等。其實還有一個方也算是桂枝湯的變方：黃耆桂枝五物湯。除此之外，錢仲陽先生根據仲景的學術思想，開發了一個方劑叫做瀉白散，因為它在精神上與白虎湯相近，所以可應用在熱症上。

我們秉持寒症用熱藥、熱症用寒藥的原則，在臨床上做為處方用藥的依據，寒症偏虛的症狀機率比較多，熱症偏向實證的情況比較多，所以治寒症當然是用溫性的藥，像桂枝湯、葛根湯、小青龍湯、黃耆五物湯，還有當歸四逆湯等；熱症就可用麻杏甘石湯、大青龍湯、瀉白散等。後來又開發了很多的方子。

我個人的用藥習慣大概都是從仲景方裡面來選擇，後世的方子幾乎很少用。有人喜歡用辛夷清肺散、辛夷散、蒼耳散之類的方子，裡面都有辛夷這味藥。所有含辛夷的處方，口感味道都不是很理想，因為辛夷屬木蘭科。我們發現木蘭科植物的味道很重，如果沒有處理好，味道會讓人家很難接受，像平胃散中的厚朴就是木蘭科植物，用時一定要去粗皮，用薑汁炒過，不然味道很衝很刺激。

除了這些處方以外，另外我們會考慮用一些荊芥、防風、桔梗、魚腥草、蟬蛻。又由於陽明經上升頭面，尤其是手陽明大腸經到達鼻旁的迎香穴，而且肺開竅於鼻，肺在五行中屬金，因此治療鼻病，我們常常會運用一些培土生金的原則，所以我們四君子湯、五味異功散、六君子湯、七味白朮散、參苓白朮散、香砂六君子湯這類健運脾胃的處方，會用來和前面所述的處方搭配使用。另外我們也可以加薏苡仁，因為很多鼻病都與濕、熱有關，薏苡仁本身有利濕的作用。

附帶一提，魚腥草對於鼻瘜肉有很好的作用，不過新鮮的魚腥草腥臭味很重，有的人一聞到那個味道就想吐，所幸曬乾以後的乾品竟然就沒有這個味道。把魚腥草的乾品洗乾淨，搓成棉花團似的球球，塞在鼻孔裡，最好是晚上就寢時間。今天塞左邊鼻孔，明天塞右邊，交替的這樣塞，我有一個成功的病例就是這樣處理，結果鼻瘜肉竟然就掉了。另一位七十幾歲的劉黃老太太，不敢開刀，我們也建議她用魚腥草塞鼻子，不到兩個月的時間再檢查，鼻瘜肉已經不見了。基於這樣的邏輯推理，魚腥草對人體腹腔裡一些器官的瘜肉應該也能發生效果，譬如胃或大腸有瘜肉，我們在處方上可以選用四逆散、樂適舒或四五六七系列的處方，加魚腥草，耐心的服用，久而久之，內臟器官中的瘜肉就能完全消除。

除了這一類內服的藥物以外，有兩個很重要的穴道和我們大腸經有關：一是合谷穴，位置在大拇指與食指之間，合起來像個山谷，所以叫合谷穴，合谷穴是大腸經的穴道。再來是大腸經最後一個穴道迎香穴，任何鼻子的毛病包括鼻塞、鼻子過敏、鼻竇炎等，都可用按摩這個穴道的方式達到治療的效果。

金鴻兒童文教基金會每年寒暑假都會各辦一場小華佗冬夏令營，目的是希望兒童能學習書法、繪畫或工藝等才藝，也藉此喚醒小朋友注意自己的飲食與健康。我們發現，參加這個活動的小朋友會懂得注意自己的健康，很多的垃圾食物都不吃了，甚至更了不起的，他們不但知書達禮，還懂得如何待人接物。在營隊裡我就告訴他們，鼻子過敏很多是飲食造成的，除了生活起居要有規律節制，同時配合按摩合谷和迎香這兩個穴位，把這知識帶回去告訴同學和周遭的親戚朋友，我相信可以減少身體的一些病痛，還可以讓其他小朋友分享他們學習的成果。

※ 唇白、唇紅絳、唇黑

從黃帝《內經》開始就告訴我們，除了上下眼皮是脾胃所管，上下嘴唇也是；其他文獻也開宗明義的告訴我們說「脾胃開竅於口唇」，所以口腔、嘴唇的問題都與脾胃有關，以現代醫學的名稱就叫做消化系統。口唇乾燥、口唇蒼白或暗黑或龜裂，一定和腸胃系統有關，一般最常看到的是嘴唇蒼白，沒有血色，甚至廣義的說「面色無華」，無華的意思就是沒有血色。

❖成因與症狀

下眼白、嘴唇呈現蒼白的現象，我們就可以判定有貧血的現象。為什麼會貧血？顯然與腸胃消化吸收功能有關。人類血液的製造是靠一切食物的供應轉化而成，食物由口而入，經過胃腸的消化，纖維質與粗糙的部分就代謝到腸管，精微物質的部分交給小腸處理。小腸是管吸收的，一旦吸收有問題，營養的攝取就發生障礙，沒有辦法供應充分的營養物質到每個器官、組織，最明顯的表現就會反應在嘴唇：唇四白。

一般所謂的唇四白，最簡單的解釋是一般女生擦口紅的地方。唇四白如果萎白沒有血色，就是營養不夠而貧血；若嘴唇紅絳，肯定是有所謂的脾熱症；除了紅絳又另有龜裂現象，雖然可能是脾熱症的成分居多，但是受限於環境的問題也不無可能，例如要前往氣候乾燥的地方，一定要帶護唇膏，不然口唇太乾燥就會龜裂，或像到了秋冬，秋天的相對濕度降低，冬天氣候冷，肌肉血管神經就會收縮而影響到血液營養的輸送供應。

唇色紅絳、甚至龜裂的我們看過幾個病例，其中有一位銀行從業人員最明顯，他口唇的脫皮就像保鮮膜，隨時可以剝一層下來。另有一位山東的單老太太，六十出頭，有糖尿病，糖尿病大部分都屬熱症，所以她的嘴唇始終都是龜裂的。

如果是嘴唇黑，我們就要考慮有沒有腎臟病變、腎病症候群。青赤黃白黑對應著肝心脾肺腎，黑是入腎，與腎有絕對的關係。宋朝時老祖宗的觀察就已經發現，如果腎功能有病變，皮膚就會出現黧黑的色澤，錢乙先生在他的《小兒藥證直訣》裡就提到這個觀點，一千多年前呢！你看厲害不厲害。

所有腎病症候群的人，幾乎無一例外，都會出現嚴重貧血的現象。我常叫很多人做個簡單的實驗：拿一條橡皮筋緊緊的纏在某隻手指上，因為會影響到血液流通，影響到神經的傳導，最後呈現缺氧的現象，不用多久，被纏住的那一段就會變黑了。

可是現代醫學並不理會這套東西，認為貧血太簡單了，我給你輸血就好，事實上好像不是那麼簡單。所以我們就考慮，如果確定有腎臟病變，治療的方向要不要同時兼顧腎臟，而且在五行相生相剋的關係上，腎屬水，脾屬土，土能剋水，水能侮土，所以水病——腎病——也會影響到脾胃消化系統。

飲食習慣也是重要的因素之一，天天吃冰品的人，慢慢的就會影響血液供應到口唇，久而久之，口唇的顏色就變黑了。

❖對治與養生

唇四白呈蒼白無血色，通常都以健運脾胃的處方如四五六七等加一些補血藥，只要吸收好，運化功能正常，自然就會有血色。

嘴唇紅絳是脾熱症，錢乙先生有個名方叫升麻葛根湯，由升麻、葛根、芍藥、甘草四味藥組成，其中的芍藥、甘草能瀉脾熱。若是因血糖升高所致，則以甘露飲治之。

唇黑有些是天生體質，比較難以改善，可能須藉助化妝品；如果不是體質所致，大多因腎臟功能病變所致，此時可以考慮用腎氣丸、豬苓湯或當歸芍藥散治之。

※口腔炎、口角炎

上一節介紹唇色的時候，我們開宗明義的說脾胃開竅於口唇，顯然包括口腔，整個口腔是指口內，口腔外就是指嘴角。為什麼會出現口角炎，千萬注意不是跟人家吵架喔，因為口角嘛！意思是說口腔內的口腔內炎，以及嘴角的口角炎，閩南語說臭嘴角，就是嘴角潰爛的意思。

❖成因與症狀

雖與口唇龜裂稍有不同，但我們可以肯定口角炎、口角潰爛一樣和脾胃的熱症有絕對的關係，睡眠障礙、睡眠不足、失眠等，一定會造成口乾舌燥，再繼續演變成口角潰爛，出現口腔內炎。

食物也是造成口角炎、口腔炎的原因之一，我在臨床上看到很多皮膚過敏的病例因之而起，所以特別重視。夏天從荔枝開始，到龍眼、芒果，而竹筍是一年四季，雖然不是每個季節都產竹筍，但是桂竹筍可以醃製裝在鐵桶裡隨時供應。荔枝、龍眼等燥熱性水果，有人吃了不僅口腔炎、口角潰爛，甚至連頸部的淋巴結節都跑出來了，所以飲食的節制非常重要。

除此之外，燒餅、油條、烤麵包、炒炸花生、炸雞塊、薯條等燥熱食物也是禍首，吃多了肯定會口腔炎、口角炎、口腔潰爛。

再來就是排泄不正常，有很多人一個星期排便一次，在醫案上最嚴重的是四十九天沒解便，我自己就看過好幾例超過一個月的。我們吃的東西如果沒有天天代謝出來，就會囤積在腸間，因而產生毒素。這些毒素沒有其他出路，就會往上找孔道。我們頭面有七個孔道，表現在口腔的話，就會呈現口腔炎、口角炎，所以我非常強調代謝的重要性。

❖對治與養生

現代醫學碰到這種狀況，往往歸咎於維生素的缺乏，所以就提供給你一些維生素，事實上是沒有用的。如果真是缺乏維他命，食物中有很多含有這類的成分，我們攝取天然的食物，比起吃化學的合成營養品要高明得多。我到今日為止，只有一例口角炎沒有治好，這位趙老先生已經七十多歲，而且有二十年以上的慢性病沒有改善。

睡眠障礙，我們就改善他的睡眠品質，請參考前述的單元，那些處方都可以提供讀者做為依據。

大便不通，我們就可以考慮承氣湯類，不過承氣湯類有的人吃了會拉肚子，不太能接受，所以我個人喜歡用增液湯類。增液湯類裡有元參、麥冬、生地黃，具有滋陰養陰的作用，炎症的現象會獲得改善。

如果是飲食方面的問題，我們還是再三呼籲，貪口腹之慾就會得不償失。就像吃冰品，吃冰冷的東西爽快的時間大概不會超過三分鐘，但是你可能要承受三個星期、三個月、三年甚至是三十年的痛苦，我覺得非常不值得。

※齒不白

牙齒與口唇、口角、口腔其實是沒有太大的關係，現在口腔的病變交給牙醫師處理的比較多，他會把口腔的問題歸納在一起。但是我們肯定會把它區隔開，因為牙齒與腎臟有關，腎是管骨頭的，因此說「齒為骨之餘」，牙齒的健康與否、是不是很堅固，和你的腎氣有關，當然也會影響到牙齒的色澤。

要介紹牙齒，我想也要同時介紹牙齦。我記得女兒在念牙醫的時候，我特別問她為什麼要叫做牙周病呢？她說不知道，因為文獻與教科書上就是這麼說的。我說我們中醫早就有牙周病，但是我們叫做牙宣，「宣」就是露出來的意思，齒齦露出來了，刷牙的時候，毛刷刺激到牙齦而出血，這就叫牙周病。

❖成因與症狀

牙齒會不白的原因，談起這個問題，我們有很深的隱憂，抽煙的年齡層日益降低，而且女性抽煙的比率反而提高了，抽煙的話，要牙齒白也很難。抽煙的人多，嚼檳榔的也不少，不過我們看到女性嚼檳榔的比率比較少一點。

長期營養不良，不管是少男少女，牙齒都是黃黃的，像這一類的營養供應不足，就需要適當的補充營養。勤刷牙也很重要，回想民國三〇年代的苗栗大湖鄉下，刷牙就用手指頭沾點粗鹽，放在口裡清一清，牙齒都還能保持它的潔白，後來慢慢進入到有牙粉、牙刷，然後是牙膏，但是大家的牙齒好像也沒有比以前白。會不會是現在的食材因為加了很多人工色素，造成沉澱，最後導致牙齒不忍卒睹？

❖對治與養生

如果是抽菸、嚼檳榔引起的，盡可能戒掉。戒菸有桑白皮、蒼耳子、魚腥草可用，效果不錯，但都要有耐心和毅力。

若是營養不良、飲食偏頗所致，則需改變飲食習慣。上牙屬足陽明胃經，下牙屬手陽明大腸經，所以可以用些腸胃藥如甘露飲加白芷之類的藥，單一味白芷配合牙膏刷牙也有良效，因為白芷就是陽明經的藥。

※ 口臭、牙齦炎

《內經・靈樞經》第十篇的〈經脈篇〉有介紹人體十二條經脈，上牙齦是足陽明胃經，下牙齦是手陽明大腸經，所以我們的上下牙齦分屬胃和大腸。因此口臭與牙周病的形成，肯定與我們的腸胃系統有關。

❖成因與症狀

口臭肯定與腸胃有絕對的關係，早在《內經》時代就說「胃不和則口臭，胃和則口淡」，胃不和就是腸胃不舒服，胃和就是腸胃消化系統功能正常，口淡就是沒有異味。前一節我們已提到在《內經》時代有牙周病的介紹，只是名稱不一樣。有牙周病的人，早上起來刷牙就會流血，平常口中會有特殊的味道。

民國四〇年代左右，那時候連刷牙的材料都沒有，我記得當年是用粗鹽不是現代的精鹽，然後將手指洗乾淨，沾著粗鹽就在牙齒上來回刷一刷，竟然罹患牙周病的人很少，我想最大的差別在於那個時候沒什麼東西可吃。現在可以吃的東西實在太多了，因為大家不知節制，吃到最後腸胃受到影響，當然連帶牙齦也有問題。

牙周病，有的可以相安無事，有的就沒有那麼單純，可能會造成牙齦發炎的現象。事實上，牙齦炎比牙周病的症狀更嚴重，牙齦發炎會導致上下牙齦腫痛，連帶使整個臉都腫起來。一般含有刺激性或容易上火如烤炸的東西，比較容易造成腸胃系統出亂子而引起上下牙齦的不舒服。

❖對治與養生

針對口腔的病變，我們有幾個病例，以女性居多，其中一位太太大概有五十年的牙周病，就等於有五十年口腔異味的症狀。我們給她用甘露飲加一點石斛、連翹、遠志、竹茹、元參等滋陰養陰的藥物，尤其是養胃陰的藥物。根據病者的報告，吃了一個星期的藥，她自己感覺好了一半。所以把腸胃系統的功能調整好，肯定反應效果就會很好。我們治療牙周病與治療口腔的病變可以說完全一樣，但還要加強針對牙齒強健的一些藥物。

現在市面上有賣一些漱口水，我們發現效果並不是很理想。如果真的要漱口，中藥材裡也有很多藥物可以煎煮來漱漱口，像白芷、細辛、銀花、甘草、續斷、骨碎補等，漱個幾回，口腔就很清爽，整個口腔的味道就改善了。

《醫宗金鑑・雜病心法》談到牙齦時，有所謂的「骨槽風」，或叫牙疳瘡，其中有個漱口方叫玉池散，裡面有一些消炎麻醉的藥物，像白芷、細辛的麻醉，金銀花、連翹的消炎，而齒為骨之餘，所以很多牙齒牙齦的病變我們會加骨碎補、續斷。西方醫學的牙醫用一些消炎的藥之所以比較沒效，大概是有這樣一個處方用藥上的差異。到現在為止，我們發現好像沒有治不好的，肯定療效是非常的理想。

牙齦發炎的處理方向上和口臭一致，幾乎都用同樣的處方。有時我們會用到清胃散，但清胃散裡有黃連，口感上總是有苦味。甘露飲就不一樣了，它的味道連小朋友都能接受。所以對牙齦發炎甚至導致整個臉腫脹，我們以內服外用的方式雙管齊下，反應效果非常快，我的印象中，快的話吃個兩三包藥，配合漱口的藥水，比起用消炎藥其效應不可同日而語。

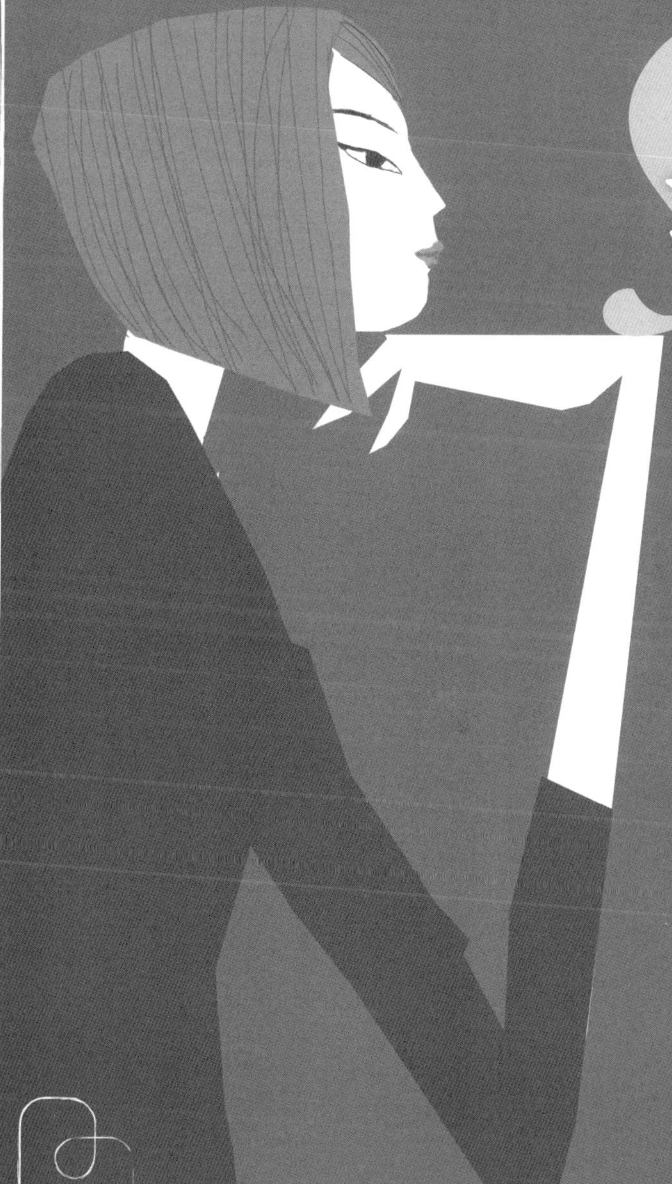

肆 享受青春不留痕 變臉作戰

※ 青春痘

有關頭部的部分，從頭髮一路到口腔，大概都談過了。再來就是關係到現代女生最講究、最關心的門面問題。

其實長痘痘表示體內毒素有一個出路管道，不見得是壞事，起碼不會罹患那些癌症腫瘤病。

❖成因與症狀

青春痘，或叫面皰或叫痤瘡，之所以會長這些東西，第一與大環境有關，環境中的空氣污染是很難躲開的，除非去到花東地區或關島、夏威夷這類空氣比較乾淨的地方，多年的青春痘或許會不藥而癒；但如果大環境沒辦法改變，只好自己去適應配合。

第二個原因和個人的生活作息有關，熬夜是最大的問題。人一熬夜，廢物就一定沒有辦法充分透過皮膚的毛細孔代謝到體外，而沉澱在皮下，刺激干擾皮下組織，如此一來，不長青春痘面皰痤瘡大概也很難。而且睡眠不充足會引起身體的過度疲勞，過度疲勞就導致肝臟解毒功能受到影響，一旦肝的解毒功能發生障礙，可能就不是面皰痤瘡那麼簡單了。

再來是飲食，現代人要不吃烤的炸的似乎滿困難的，尤其那些炸雞塊炸薯條，還有燒餅油條烤麵包餅乾等等，這些都是屬於比較燥熱的食物，燥熱的東西當然就會影響到血液而發生病變。

平常排便的習慣也很重要，大便是飲食經過消化以後必須代謝出來的廢物，如果不能正常的透過大腸從後陰肛門排泄出去，它所產生的毒素勢必在全身發展擴散，最後有的就發展到臉部，所以就一直猛長痘子。

女性每個月都一定要遭遇到的生理週期也是問題。不管是二十五天一次，或二十八天、三十天、三十五天、四十天、六十天，只要每一次準時，就算正常的生理週期。有的人很亂，有的每隔十天就來一次，這就太密集，嚴重的話會造成惡性貧血。有的則根本就不來了。我們看過一個最恐怖的病例，是一位十八歲的小女生，十二歲初潮來了，之後十三、十四歲兩年之間才來四次的月經，連同十二歲的初潮到十四歲總共來過五次的月經，而且竟然從十四歲開始到現在十八歲，就已經沒有月經了。真的是各種狀況都有。

❖對治與養生

生理週期和腦下垂體、荷爾蒙的分泌有絕對的關係，現在的婦科醫學可能就會拿一些荷爾蒙或催經藥給你服用。我們有個病例，她本來很瘦很瘦，因為月經兩年沒來，經過婦科的催經，荷爾蒙的治療，體重從二十七公斤一路飆到九十六公斤，增加將近七十公斤。另一位楊姓女生，國中二年級第一次初潮，高二第二次月經來，大三第三次來，七年之內只來了三次月經，可以想像體重也一直增加。目前我們還處理一個小女生，已經吃藥吃了三個月，十幾次了，依然生理週期還沒有出現，所以除了體重大幅增加，同時也導致青春痘猛長。

我們經常是用調經的藥，包括加味逍遙散、當歸芍藥散、桂枝茯苓丸，也會考慮用溫經湯，因為現在的小女生，叫她不要吃冰冷的東西似乎很難，這種飲食習慣所導致的青春痘，我們就用這些調經的藥。之外我們就加一味遠志，會讓你有意想不到的效果。然後針對青春痘，我們會加連翹、桑白皮。連翹屬木犀科，能抗病毒，有清熱解毒的作用，是非常好的天然抗生素；桑白皮可以作用在肺，肺主皮毛，也就是肺的表現在皮膚毛細孔，所以用桑白皮瀉肺熱。

我們也會考慮用元參，元參色黑入腎補水，補水就能夠瀉火。有時候我們還會加一點金銀花和蒲公英，蒲公英是菊科，金銀花是忍冬科，當年SARS肆虐時，我們就用金銀花、連翹這些抗病毒的藥，效果有如桴鼓之相應。

如果是便祕造成，我們就想辦法改善排便的狀況，一般醫者喜歡用承氣湯類，也就是含有大黃的處方，像大承氣、小承氣、調胃承氣還有桃核承氣；但因含有大黃，有些人吃了會引起腹瀉，所以很多人不太能接受承氣湯。抵擋湯也一樣，它有兩味蟲類的藥：水蛭和虻蟲，有一股特殊的腥味。

所以我基本上都用一些所謂滋潤的藥，因為現在人常熬夜，一熬夜就會消耗人體的水份與體液，體液就是體內的精微物質，我們就用一些增液湯之類的三味藥元參、地黃、麥冬，元參與地黃同屬玄參科，裡面含有豐富的醣類，同時含有很多鐵的成分，所以不僅可以滋潤腸管，還有補血的作用。

除了增液湯，我們也會考量用柴胡桂枝湯或柴胡龍骨牡蠣湯，因為柴胡桂枝湯有調和營衛、疏通三焦的作用，調和營衛是桂枝湯的作用，疏通三焦是小柴胡湯的功效，兩種湯搭配起來就是柴胡桂枝湯。我們用柴胡桂枝湯與增液湯合方，再加柏子仁，藥物學裡有一句話說「凡仁皆潤」，只要是種仁都有潤滑的作用，柏子仁、酸棗仁、火麻仁、桃仁、杏仁等，都含有豐富的脂肪，有潤滑的作用。我們也會加一點紫菀，紫菀是菊科植物，有清熱解毒的作用，作用在肺，從《內經》一路下來，都告訴我們肺和大腸相表裡，所以排便有障礙，往往用開肺氣的藥、用潤肺的藥就能改善。

大便的不順暢如此，尿液的排泄也是一樣。肺屬金，金能生水，肺為水之上源，所以用宣肺的方式就能讓尿液排出順暢，後代有很多的處方。明朝繆希雍先生（繆仲淳）在他的《醫學廣筆記》中有一些很珍貴的醫案，包括如果便祕用了很多處方都不是很靈光，他說不妨用一些入肺經的藥。

我在臨診時，有很多學士後中醫或中特生在跟診，往往他們會有個疑問，為什麼方子裡要加杏仁，或方子裡要加紫菀、加浙貝？這些都是入肺的，肺和大腸相表裡，在藥物學中桃仁與杏仁有很清楚的區隔，杏仁、桃仁都屬薔薇科，但是老祖宗早就觀察到，杏仁是入肺經的氣分，桃仁是入大腸經的血分，肺和大腸相表裡，所以有時候兩味藥會一起用。對於便祕，因為肺和大腸相表裡，我們加紫菀、杏仁這些，排便狀況就因此改善了。

我們介紹這些內容，主要的重點是讓讓每個人都瞭解每一味藥的作用與功效，這樣我們在臨床上不用花太多時間向病人解釋，就會節省很多精神與時間。我覺得能夠對病者有一點點教育功能的話，也是相當有意義的。

談到睡眠障礙，我們當然不能太晚睡，晚睡肯定會帶來很多的後遺症。熬夜，我最常提到的就是演藝人員，我們最近就看了三個案例。睡眠若沒辦法準時，可能就需要訓練，訓練自己在短時間內可以立刻睡著，五分鐘也好，十分鐘也好，這樣就像零存整付一樣，每次存個一百塊兩百塊，久而久之就累積了一筆相當可觀的費用。隨時能夠睡著，爭取時間，對我們疲勞消除、體力恢復也大有幫助。

※ 各種斑

老人斑、汗斑、雀斑、曬斑和黑斑對愛美的女性都是不小的困擾，不過成因不太一樣。

❖成因與症狀

每個人都會老，老了以後，很多的老先生老太太就會出現老人斑，老人斑不僅僅出現在臉部，有的在手臂，其他身體各部分也會有這種色素的沉澱。會有這些斑的因素很多，包括年齡老化，心臟功能慢慢衰竭，以致沒有辦法把廢物代謝出來，就沉澱在皮下，日積月累形成了所謂的老人斑。

所謂汗斑，大多數的人出了汗就讓它自然乾，任衣服濕透貼黏著身體，難免就會影響體表的皮膚，產生這些汗斑之類的東西。

紫外線也是肇因之一，一般紫外線指數如果超過七，表示已經接近危險，超過十一的話就會破壞肌膚。長期暴露在太陽底下，皮下組織就會受到紫外線的影響，而出現類似斑的現象。由於現在溫室效應越來越嚴重，地球暖化日益明顯，帶給人類的問題可能不是只有紫外線強烈造成的皮膚病變而已，這個問題值得大家省思。

至於雀斑、黑斑，我們的臨床經驗觀察的結論是，越是疲勞、越是熬夜或有睡眠障礙的人，出現黑斑、雀斑的可能性就越高。很多女性病患說顴骨有很多黑斑出現，我就回答那你一定睡不好、一定最近壓力大、一定最近過度疲勞，她只有點頭如搗蒜，幾乎無一例外。人越累、睡眠品質越不好、壓力越大，就越影響代謝功能，人體透過皮膚毛細孔每一分每一秒都在代謝廢物，受到前述種種因素影響，導致廢物的代謝功能受到障礙，叫它不沉澱也難。

女性化妝不只為悅己者容，在現代更是一種時尚與流行。不過大家應該知道有不肖業者會摻雜水銀在裡面，因為水銀會滲透到皮下，讓化妝品比較能夠附著在臉上，不會因為流汗或濕巾輕輕一擦妝就不見了。但化濃妝時水銀製劑會破壞皮下組織，導致顴骨及周邊的皮膚呈現暗黑的顏色。你不妨做個實驗，把水銀倒在任何一個地方，你會發現只要有縫隙它就無孔不入，所以化妝品含的水銀成分當然會滲透到皮下。

❖對治與養生

照我們傳統醫學的觀察，宋朝錢仲陽先生在他的《小兒藥證直訣》裡提到，五臟各有一證，如果是肝所管，長出來的皮膚病變就是水泡，心是斑，脾是疹，肺是膿皰，腎臟則是不允許有症狀出現的。所以如果皮膚病變是水泡，我們就一定要用入肝的藥，像小柴胡湯、茵陳五苓散、加味逍遙散、逍遙散這一類處方。如果皮膚病變是斑：一塊一塊的，像天上的雲朵一樣，用手觸摸會感覺有丘塊，因為心是管斑的，所以我們就一定要選擇強心的藥物，譬如說生脈飲用於熱症，四逆湯類用於寒症，確定和心臟有關係如心律不整會有心悸反應的話，我們可能會選擇炙甘草湯這類的方劑。如果皮膚一點一點就像被蚊子叮咬的反應，這就是由脾所管的疹，我們就要用一些健脾的藥物，像四君子湯、五味異功散、六君子湯、七味白朮散、參苓白朮散、香砂六君子湯或歸脾湯等。肺是管膿皰，顧名思義，我們在使用方劑藥物時，就會考量用一些化膿的藥，像桔梗、枳實、枳殼、連翹這類。

最後，腎是不允許有症狀的，如果還是繼續發展、有了症狀，錢仲陽先生就講，歸腎變黑。老祖宗的觀察真是不得了，一旦有腎臟病變，膚色就會出現所謂的黧色，黧色就是暗黑色。所以如果病患臉色出現暗沉，出現黑色的這種色診，顯然就是與腎功能有絕對關係。現在的女孩喜歡吃冰冷的東西，肌肉血管神經受到冰冷的刺激就會收縮，一收縮就影響到血液循環與神經傳導，日積月累下來，臉色就呈現暗沉，像這種，我們就會考慮用腎氣丸、濟生腎氣丸或豬苓湯、茵陳五苓散。

在婦科我們會選擇當歸芍藥散，因為裡面有四物湯的四分之三：當歸、川芎、芍藥，另外它有五苓散的五分之三：澤瀉、白朮、茯苓，所以當歸芍藥散有五苓散中利濕的作用，有四物湯中活血化瘀促進血液循環的功效，因此當歸芍藥散對現在的新新人類也好，E世代的女性也好，是非常合適的處方。

錢仲陽先生把皮膚各種不同反應的現象歸納和五臟結合，我們照這樣的經驗法則來處方用藥，發現效果非常理想，不管是黑斑、雀斑、汗斑、曬斑或老人斑，不管是顯現在臉部或手部、身體都有效。如果我們要引藥上行，就會用到桔梗、荊芥這類的藥，當然丹參、川七這類活血化瘀的藥也都可以用。另外根據我個人的長期觀察，發現荷葉不僅有引藥上行的作用，還有化瘀的效果，所以荷葉是相當好的選擇。而連翹能入心，所謂諸痛癢瘡，瘡就是指皮膚病變，也包括色素的變化，都有非常好的作用。

除了不同的症狀要運用不同的藥物處方以外，根據我多年觀察的結論，發現配合外用藥的效果也很不錯。最先我發現一味白芷，白芷屬繖形科，含有精油類的成分，早期我們將白芷搭配蜂蜜或蛋白，這樣就有黏著的作用，又有滋養的效果，尤其蜂蜜本身就是很好的營養劑，可是竟然有使用者提出種種的顧慮，我就建議用白開水調藥。接著我又繼續觀察發現，用苦茶油調敷反應效果非常好，因為苦茶油裡含有豐富的生物鹼，生物鹼本身對很多細菌病毒有很好的效果，就像我們喝的茶，裡面含有丹寧酸、生物鹼，就有很好的健胃整腸消炎的作用。

除了白芷，我隨後又發現一味藁本，也是繖形科植物。藁本如果用於內服，味道非常重，難怪藥物學裡告訴我們一句話「藁本性雄」，意思是它的藥性很強烈，但用在外用藥，我發現效果不亞於白芷，於是就開始用兩味藥調敷。爾後我又繼續的找，找了很多年，發現要去除黑斑，最理想的一味藥就是天門冬。天門冬屬百合科，可能也含有生物鹼之類的東西，它對很多色素的變化有非常好的漂白作用，我常常建議有興趣做實驗的話，拿一塊白布，倒一點墨水，然後再倒一點天門冬在布上，搓揉一下，回頭再看，污染的白布竟然淡化、甚至最後消失了。

根據我二十多年來的實踐與觀察，這幾味藥逐漸的完備以後，我們就稱它為美白方，或稱為美容方，確定它對雀斑、黑斑、曬斑、汗斑、老人斑都有非常好的作用。

有位病患告訴我說所謂的醫學就是邊醫邊學，這句話讓我很感動。我們實際上是不斷的在累積經驗，不斷的進步、求新求變。他向我建議說：如果你在白芷、藁本、天門冬裡再加上珍珠粉，不僅能漂白，還會非常滑潤，可以讓外觀年齡好像減輕了十幾二十歲的這種感覺。但是我想到珍珠比較貴，何不用珍珠母，它也不外乎含磷含鈣的成分，價位就便宜很多。

我把它研磨得很細很細，加入美白方裡，所以現在我們有加料的美白方。

我們發現到目前為止，美白方使用的效果非常好，不過偶爾有一例兩例對繖形科植物白芷與藁本會有過敏的反應，也就是說會有一點點搔癢的感覺。如果你會恐慌，我就建議不要用，因為有的人極度過敏，實際上不一定是藁本和白芷的反應，有時可能是濃縮科學藥粉所產生的，怎麼說呢？因為濃縮藥粉裡大約含有百分之二十的澱粉，澱粉氧化後會產生霉（酶）的變化，很多藥如果沒有用澱粉做賦形劑，往往很難完成一個產品，就像我們要把天冬、麥冬、地黃、元參這類的藥物研磨成粉劑的話，就可能會用到茯苓片或山藥做為賦形劑。

除了外敷的這幾味藥，我們也可以用貼劑。現在很多藥廠會製作許多的痠痛貼劑來治療這裡痠那裡痛的，有一位張老先生，我們就建議他用這種貼劑，結果譬如他手臂痠就貼在手臂上，貼了兩三塊以後，等到把貼劑拿下來，竟然發現手臂的黑斑消失了，是不是很好玩啊，非常的有意思。這種貼劑縱使沒有效果，頂多也只有搔癢症狀的副作用，這是因為貼劑裡面可能含有半夏、天南星這類天南星科植物，天南星科植物都含有豐富的生物鹼，包括我們吃的芋頭，如果你在削芋頭皮時不小心接觸到皮膚，就會產生搔癢，甚至引起紅腫熱痛的反應。如果貼劑有這樣的反應，就立刻把它撕下，然後為了預防這種搔癢，可以用生薑，因為所有天南星科的植物，最怕生薑，其次是鹽巴。

至於老人斑，我們一定會用強化心臟血管功能的藥物，包括強心的生脈飲或四逆湯之類還有丹參、川七，如果是在手臂上，我們就加丹參、竹茹，在臉部我們就加桔梗、荷葉、荊芥等，再搭配外敷美容方，很多不但老人斑消掉，皺紋也減少了，因為我們的雞蛋白或苦茶油，尤其是雞蛋白與蜂蜜，會讓你的臉有緊繃的感覺，緊繃之後皺紋相對的就減少。現在最流行的所謂雷射醫學，還有所謂的脈衝光，到底療效有多少，似乎到目前為止我們還沒有看到一個確切的統計數據與評估結果。

※ 臉蒼白無血色

臉蒼白無血色，通常是貧血造成的。貧血包括臉色蒼白無華（音「花」），無華就是無血色，意思是臉部沒有光澤。

❖成因與症狀

現代人的營養條件都不差，但有很多女性怕胖，常常不敢多食，導致營養不良而貧血。女性的生理期也是造成貧血的主因之一，每個的月經血量是多少才算正常，實際上因人而異，但有的人實在很嚴重，有如土石流一樣的來勢洶洶，這樣子出血量過多，再加上如果行經的時間拖得很長，就會導致貧血更嚴重。一般來勢洶洶的叫做崩，滴滴答答像水龍頭沒有關緊的叫做漏，然後一直拖，有的拖兩個星期或一個月或三個月，半年都有，我們稱之為淋，淋瀝不斷，長遠下來的話，要不貧血也難。

❖對治與養生

女性以肝為先天，我們說「肝藏血」，肝是儲藏血液的單位，一旦出血量很大，產生貧血反應，我們就要從補肝血下手。

除了補肝血，我們同時要加一些補血的藥，早期我個人受到一些文獻的影響，說當歸、黃耆叫做補血湯，我們發現當歸、黃耆兩味都是屬於溫熱性的藥物，有的人吃了以後會長眼屎，有人會口乾舌燥，有人吃了嘴破，總之雖然它有很好的補血作用，但是多少也會有點後遺症與副作用。所以多年以來我已經捨去當歸、黃耆補血的效應，改用雞血藤、阿膠，或是雞血藤、旱蓮草這類補血的藥。

當然我們也可以考慮用逍遙劑補肝血，另外也會考慮用四君子湯補氣，四物湯補血，若想氣血雙補就用八珍湯，或十全大補湯或人參養榮湯。除了這些方劑，有時候我們也會考慮張仲景先生《金匱要略・虛勞篇》中提供的小建中湯、黃耆建中湯這　類的方劑，它能調和營衛，還含有麥芽糖這種營養強壯劑，和四五六七這系列的方劑合起來用，反應效果相當不錯。

如果出血量大，我們會考慮用一些止血的藥，包括仙鶴草、藕節、紫菀、荊芥炭等。我個人還常喜歡用花生衣，因為它抗凝血的功效非常理想。如果是滴滴答答的，我們就會考慮芎歸膠艾湯與桂枝龍骨牡蠣湯，因為龍骨牡蠣有潛陽的作用，桂枝湯有調和營衛的效果。芎歸膠艾湯是建立在四物湯的基礎上，四物湯怎麼演變成四物湯的呢，就是把《金匱要略》裡的芎歸膠艾湯，去掉阿膠、艾葉、甘草，芎歸膠艾湯共七味藥，去掉三味保留四味就是所謂的四物湯了。

我個人很少用四物湯做為處方，因為我們的當歸芍藥散就是沒有地黃的四物湯，地黃吃了以後有的人肚子會悶脹，有的會感覺不舒服。仲景先生不但是一個理論家，同時也是一個實踐家，也就是他的臨床是根據不斷反覆實驗所得到的結論。所以我們一定要不斷的讀書，不斷接觸臨床的醫案，畢竟前人走過的腳步、前人經歷過的實驗，總是值得我們參考模仿和學習。

若是飲食造成的，就必須改變飲食習慣。在處方用藥上，四五六七這一系列的處方都可以考慮，以四君子湯補氣，四物湯補血，八珍湯、十全大補湯、人參養榮湯氣血雙補，當歸、黃耆補血湯也不錯。我個人則喜歡用雞血藤、阿膠兩味藥。

※ 皺紋

人老了以後，肌肉血管神經會缺乏彈性，會感覺到組織鬆垮垮的，結果就產生皺紋，臉上、身體上出現歲月的痕跡。

❖成因與症狀

飲食當然是原因之一。現代的女性很多不敢吃飯，不敢多吃，因為她怕胖，胖的話就像水桶腰，她希望像小蠻腰一樣的苗條。事實上很多女性就是飲食的禁忌，導致嚴重營養不足。細胞沒有營養供應，當然所有生理功能就會老化得很快，皺紋也就更容易出現。

現代人都很晚睡覺，前面一再說過，晚睡會加速消耗營養物質，並讓你錯過十一點到一點骨髓製造血液的時間。陽明經一定會上升到臉面，陽明經大部分與腸胃有關，手陽明是大腸經，足陽明是胃經，食物的消化、營養的吸收都要靠我們的腸胃，一旦熬夜不讓骨髓製造血液，飲食又有很多禁忌，最後導致營養攝取不足，生理功能就會老化更快速，不出現皺紋就很難了。

❖對治與養生

現在醫學講起來是很了不起的，有一種外科手術叫做拉皮，很多貴夫人為了漂亮，為了還我年少與青春，會定期去拉皮。由於醫學的進步，消炎藥的發達，縱使做了一次兩次好幾次，依然可以繼續進行。不過話說回來，拉皮之後是不是「英雌本色」，我想大概都看得出來，那怎麼辦？

要減少臉部或身上的皺紋，一定要用健脾補氣的方法，攝取的營養一定要均衡，氣血充足的話，皮膚皺紋就會減少。我在考試院考選部的闈場曾經碰過一個當年民社黨的老監察委員，八十幾歲了，不但臉上沒皺紋，頭髮也依然烏黑明亮。大家請教他為什麼能保持臉部無皺紋，他回答說常常吃豬皮就可以了。一百個人有九十九個，一聽到吃豬皮就會心驚膽跳，認為豬皮膽固醇那麼高，怎麼可以吃？

人體裡有高密度的膽固醇與低密度的膽固醇，也就是有好的膽固醇，也有壞的膽固醇。好的膽固醇如果比例比較高，對生理健康會有很大幫助，只有壞的膽固醇太多了，才會導致血管出現粥樣硬化的現象。而且我們也有辦法制衡這些沉澱的膽固醇，它怕大蒜，大蒜會把它溶解掉。

所以當你要紅燒豬皮時，可以丟很多大蒜進去，就會把那些不需要的壞膽固醇溶解掉，如果用清水煮豬皮，也不妨將大蒜拍成蒜末，然後加一點醬油沾著吃，Q脆又爽口，肯定是人間美味。常吃類似豬皮之類含有膠質的食物，就能讓我們的組織獲得修復的作用。

另外，這位老委員每天要喝公賣局的龍鳳酒，龍鳳酒含有很多補氣補血作用的中藥材，這些中藥材與酒精融合後，對人體有很理想的作用，可以強化心臟、擴充血管，能夠帶動血液循環，供應到人體的每個組織、每個器官，幾乎是無所不達。老先生九十幾歲之後，每天還是喝龍鳳酒，健步如飛，沒有老人斑，沒有皺紋，頭髮烏黑亮麗。我的岳母和母親，都九十幾歲了一樣沒見到皺紋。飲食的消化吸收正常，營養的攝取均衡，就能達到延緩老化的目的。

除了用補氣補血、健脾的藥物以外，我們的美容方不但可以去黑斑，事實上也可以消除皺紋，我們已經介紹過可以配合蜂蜜或雞蛋白，這些都是天然的東西，沒有刺激性，即使沒有效果也不會帶來任何的副作用。敷在臉部或身上其他部位時，它會產生緊繃的感覺，等於是天然的拉皮，久而久之，皺紋就自然消失了。我們這些外用材料非常便宜，和市面上的任何美容品比較，我們的產品所需的花費真的很省，這叫做惠而不費。一般我們用美容方或稱美白方，大概兩個星期就能有明顯的效果。

皺紋的對治方式除了傳統的拉皮術，西醫現在還時行打玻尿酸，以及日本奉之為聖品的胎盤素。不過胎盤素的來源是個問題，我們必須確定它是否安全無虞。我覺得還是用天然的比較好，不管是食療的方式或用補氣補血的藥，因為會有皺紋的原因大都是年老氣衰血少，將氣血補足，就能增強組織的彈性，皺紋也就自然而然減少了。

我們也必須提醒那些日理萬機或日夜顛倒的人，過度的疲勞會導致身體營養物質過度流失，不止會造成肌肉組織鬆垮沒彈性而產生皺紋，還會衍生很多內科疾病。所以適度的休息、充足的睡眠、多喝水，才是消除皺紋、美容保養的不二法門。

※ 毛細孔粗大

根據我的觀察，我們中國人是最耐看的民族。外國女孩在少女時代很漂亮，一旦年齡稍長或生了寶寶以後，外觀就會明顯的衰老。中國人形容老年時的容貌為雞皮鶴髮，外國人卻常於產後即已出現皺紋、毛細孔粗大等蒼老的感覺。

❖成因與症狀

會造成這樣體質的差異，一定和飲食文化有關。老外習慣吃麵包、漢堡、洋芋片、巧克力等食物，更喜歡冰冷食品，我想這些都是造成皮膚老化、毛細孔粗大的原因。

❖對治與養生

現在的美容醫學很發達，譬如有雷射去斑、玻尿酸除皺等方法，但我覺得用外物介入的治療方式總是需要承擔一些風險，如果不小心改變原本的組織，比原來的外觀更不好看，豈不因小失大，得不償失。

基本上我們對毛細孔粗大，與治療皺紋異曲同工。我們的美容方不僅能美白，而且應用廣泛，去除黑雀斑、面皰、痤瘡、皺紋以及毛細孔粗大都沒問題，因為美容方的素材能夠讓皮膚細緻緊實，讓組織恢復彈性，這樣毛細孔粗大的現象就會改善。如前面介紹過的，你可以搭配雞蛋白或蜂蜜調敷，不過據我觀察，最理想的是苦茶油。台灣地區一般茶葉的茶會結果實，但顆粒較小，山茶花結的果實就比較大，所以產量比較多。將果實搾成油，渣滓還可以做最天然的肥料。前面提及以前的阿嬤就是用古老的茶油抹髮，用篦梳髮，不僅髮色不會變白，還能防止掉髮。最重要的，我們用苦茶油調敷美容方，對皮膚的保養效果是相當理想的。

※ 臉部不自主抽搐

臉部不自主抽搐類似顏面神經麻痺，西醫會用打針的方式，現在太多施打肉毒桿菌，維持的時間大約一個半月到三個月，皺紋也可以打肉毒桿菌，有的打玻尿酸，所能維持的時間大概三個月到半年。這種治療方式所費不貲，尤其臉部面積大，所需的劑量較多，所以可能動輒數萬元，而維持的期限一過，面部又開始恢復皺紋或是不自主的抽搐。我們如果用中藥的處方治療，肯定效果是相當驚人的。

❖成因與症狀

臉部不自主的抽搐，在現代發生的機率比以前更多，第一是過勞，第二是睡眠障礙，第三是熬夜不睡覺，第四是飲食習慣，這些都是造成臉部不自主抽搐、痙攣、顏面神經麻痺的最重要因素。

鼻子的下端有一道溝，溝上有個人中穴，這道溝把人體分成左右兩個部分，老祖宗的觀念認為左邊屬血，右邊屬氣，我們簡單講為左血右氣：右邊氣不夠就補氣，氣阻塞就幫忙行氣通氣；左邊血不夠就用補血的藥，血有阻塞就用活血化瘀的藥，譬如當歸補血，川芎可以擴充血管活血化瘀，丹參也能活血化瘀等諸如此類。

所以我們首先應考量不自主的抽搐是在左邊還是右邊，不一定兩邊都在抽搐痙攣。第二個考量是從《傷寒論》的角度做鑑別診斷的依據，身體左右兩側都是屬於少陽病，介紹眼睛候我們有提到，紅血絲從上到下屬太陽病，從下到上是陽明病，兩側成放射狀就屬少陽病。少陽病的處方就是小柴胡湯，小柴胡湯共七味藥：柴胡、黃芩、半夏、人參、甘草、生薑、大棗。少陽病的範圍很廣，從口苦、咽乾、目眩，連耳聾、胸脅苦滿、默默不欲飲食、心煩喜嘔等症狀，小柴胡湯都能勝任愉快。

我們用小柴胡湯做為主方，而抽搐就是痙攣，我們就一定要用抗痙攣的藥。抗痙攣藥實在是太多了，桂枝湯裡的芍藥、甘草、大棗，葛根湯裡的葛根、芍藥、甘草、大棗都是，黃帝《內經》裡有一句話說「甘能緩」，甘就是甜的意思，緩就是舒緩鬆弛。除此之外，茜草科的鉤藤鉤、龍膽草科的秦艽也是。

另有兩味動物的藥，一是殭蠶：蠶寶寶在飼養期間因為生病罹患白殭菌而導致死亡，故稱殭蠶。殭蠶其實死而不殭，尤其到四齡五齡時，將之折斷還有絲，所以白殭蠶是一味非常好的抗痙攣藥物，在腦細胞異常放電，像癲癇這類的病，用白殭菌效果非常理想。第二味動物藥就是樹上的知了，蟬在成長的過程中需要一次一次的脫皮，脫下的皮我們稱為蟬蛻，有時稱做蟬衣。

對面部不自主的抽搐，我們可以用小柴胡湯，加鉤藤、秦艽與殭蠶、蟬蛻。老祖宗的經驗，知道什麼藥可以往上發生作用，什麼藥會往下發生作用。最常用來往上發展的就是為諸藥之舟楫的桔梗。此外，我個人這些年來發現荷葉不但能引藥到最高的腦袋瓜，同時也是非常好的活血化瘀藥，當然我們的升麻、黃耆、黨參也有升提的作用，而升麻又能解毒。總之我們中藥材料裡面，有非常多的藥物可以引藥上行，具有升提的作用，為什麼現代醫學不循著老祖宗的步伐去研究，而一味的攻擊中醫，認為中醫藥是不科學的，我覺得非常不公平。

小柴胡湯不只局限在臉部，對人體的兩側也有很好的作用，再加上這些抗痙攣的藥物，這種不自主的動作就能完全恢復正常。不像施打肉毒桿菌或玻尿酸，我們可以說很快就能根治，這才是治本的方法。有一位金石專家林老先生，八十幾歲了，嘴歪並呈現抽搐不自主的反應，在某醫院治療了三個多月始終沒什麼進展。後來經一個學生介紹到我這裡來，我用小柴胡湯再加前面介紹的那些藥物，吃了一個星期，所有的症狀全部改善。我沒收他費用，老先生覺得過意不去，於是親手雕了一枚大理石圖章要給我，又覺得寶劍一定得佩劍鞘，圖章也應該配個章袋，所以自己又用縫了個袋子給我。老人家的心意讓我非常感動，也讓我對現在的醫病關係有很深的感慨。

如果類似小中風，民間偏方裡有個方法效果不錯，雖然沒有統計數據，但我們可以肯定它的療效，就是黃鱔魚。黃鱔有很好的補血作用，我們將黃鱔的血取了以後敷在臉上，歪左邊肯定是右邊在闖禍，你就敷在健側（即正常的那一邊），敷一敷就會放鬆，歪掉痙攣的那邊就改善了。黃鱔血也可以用來改善皺紋。我們還可以用補助療法就是扎針或是按摩，你要扎針就要扎健側，一扎就會放掉，把鬆弛的部分拉過來，這樣就可以恢復正常了。

伍

吹彈可破白勝雪

愛膚行動

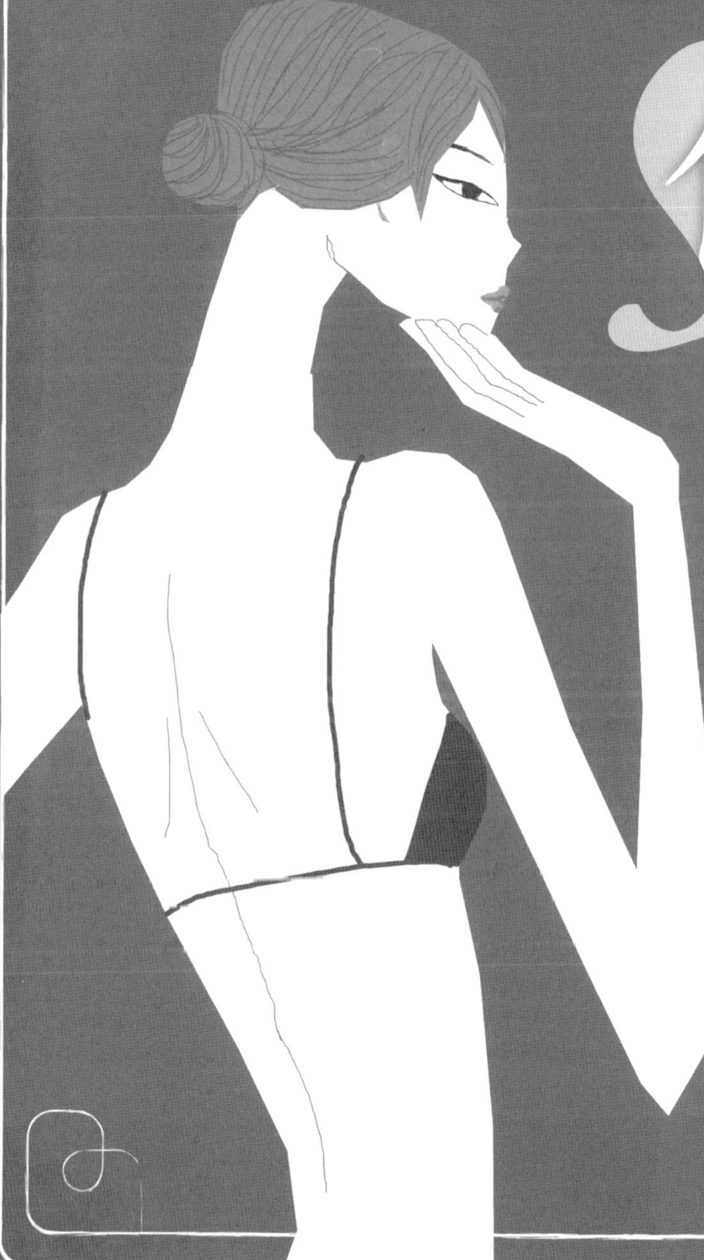

※ 皮膚美白、膚色暗沉

老祖宗有句話說「一白遮三醜」。很奇怪，皮膚白皙的人總讓人眼睛一亮，包括周邊的日本、韓國，好像都是比較偏愛皮膚白皙。一般皮膚的顏色與天生的體質有關，同一個母親生的子女，皮膚的白皙或暗沉就不一定一樣。

❖成因與症狀

有人認為膚色和懷孕時的飲食有關，甚至認為食物的顏色會影響到初生嬰兒，這種說法我就無法理解。所有的食物進入人體以後，肯定會經過消化吸收，也就是經過人體生化的作用，皮膚的白皙與否當然和食物有關，只是沒有像一般所想像的那麼大。

除了飲食方面的影響，作息的不正常也會導致循環代謝變差而使得皮膚暗沉。此外，我們在臨床上也會看到因為罹患疾病所造成的面色黧黑與膚色暗沉。

❖對治與養生

皮膚白皙與遺傳體質有關，所以懷孕的女性在飲食上的選擇很重要，黑色素、黃色素食物（如紅蘿蔔、芒果、木瓜）的攝取要適量，只要不是病態型的蒼白，反而有美感。如果是白化症的患者，那就需要用逍遙散、加味逍遙散加補血的藥來改變她的血液色素。

至於皮膚暗沉，若是晚睡影響骨髓的造血機能所致，當然就要改變作息。若是喜歡涼飲、飲食不當造成的，就要從飲食方面著手，除了逍遙散系列外，脾胃系統的處方也會有很好效果，因為它們能供應人體所需的營養。

要改善膚色，一定要注意飲食，也可以配合藥物的調理。人體皮膚色澤的變化都歸肝所管，在中醫的文獻記載，五臟各有所管：心主五嗅，臊焦香腥腐；脾主五味，酸苦甘辛鹹；肺主五聲，呼笑歌哭呻；腎主五液，淚汗涎涕唾。所以五臟各有所入，就是各有所管，而肝主五色，青赤黃白黑，這些的色澤變化就是歸肝所管。臨床上我們處理過很多白斑的病者，他的臉或是其他部位的皮膚會顯現東一塊西一塊的白斑，這是一種血液變化，我們一定需從養肝血、補肝血、調整肝血的角度治療。

作息不正常所導致的皮膚暗沉，需要自己調整作息時間。如果是因為飲食的不當，我們就要思考在飲食上吃了哪些會影響到血液變化的食物。在整體的治療上，我們會考量用加味逍遙散做基礎，然後可以加入具有漂白作用，能明顯有效改善膚色的天門冬，不管內服或外用，我們外用的美白方裡面就含有天門冬這味藥，內服的效果也很好。

我們在臨床上看到因為罹患疾病造成的面色黧黑與膚色暗沉，包括腎臟病變或肝臟疾病。有關尿毒腎臟病的，我們會考慮用腎氣丸、豬苓湯這類的處方。如果是肝臟病變，我們會考慮用小柴胡湯、茵陳五苓散、甘露飲、一貫煎這類的處方，再加上會作用在血液、改變血液色素的一些藥物。如此一來，暗沉黧黑的膚色，必然會很明顯的獲得改善。如果臉色是黃黃的，就與肝膽或消化系統有關。

總之，我們必須瞭解個別體質的狀況，絕對不是按照現代的美容觀，只是處理表面的問題。

台灣現在的美容消費市場存在著上千億的商機，大家都認為女孩子的錢比較好賺，為了愛美不惜花費再大的代價，但愛美的小姐女士千萬要小心，避免勞財又傷身又傷財。有一個病例，她的臉上有些黑斑，找了一位留德醫師做雷射治療，結果把她的臉處理到整個潰爛，如此一來，對方縱使同意付給你高額的賠償，潰爛的臉也不可能回到原本的風貌。所以我常常呼籲，因為雷射醫學的發展，到今天歷史還很短，到底會有什麼樣的副作用，坦白講很難做預後的診斷。現代的醫學結合生化與科技的確讓人面目一新，但萬一留下後遺症，豈不抱憾終生？

※ 皮膚乾燥脫皮

一年分春夏秋冬四季，這是一般熟悉的，事實上中醫還要加一季：長（音「常」或「掌」）夏。夏天的時間長，炎熱的氣溫讓細菌的繁殖非常快速，因此夏大的食物很容易腐敗，一不小心吃了馬上就會引發腸胃系統的病變，尤其像急性腸炎之類，所以長（音「常」）夏具有病理學上的意義。

長夏有特別的時段，一年四季有立春立夏立秋立冬，我們稱之為四立，有的是十五天，有的是十六天，把四立末的十八天加起來，就有七十二天，再加上春夏秋冬各七十二天，五個七十二天加起來三百六十天就等於一年，這個四立末的十八天加起來就叫做長（音「掌」）夏。另有一說，我們一年有二分二至：春分夏至秋分冬至，和前面四立末的十八天一樣，二分二至後的十八天也是季節交替的時段。

❖成因與症狀

春風，夏暑，秋燥，冬寒，這是四季氣候的表現。一年四季中，颱風與梅雨季節的相對濕度幾乎可達一百，濕度越高頭部就越重，還會肌肉痠痛；進入秋天，空氣中的水份就減少了，人體最適合的相對濕度大約在七五～八五％，所以人一到秋天，就覺得脫皮或皮膚乾燥的問題特別嚴重。秋天乾燥又風大，皮膚經過風的吹襲，就會慢慢收縮，血液中的營養物質供應到達皮膚末梢的量減少，皮膚當然就乾燥，嚴重的話就脫皮，嘴唇也是一樣。

現在有很多美容護膚的材料，像護膚霜、綿羊油等油脂性的東西，可以幫助滋潤皮膚，不過有些成分可能會造成毛細孔阻塞，反而使皮膚不能呼吸。事實上，透過毛細孔進行廢物代謝的，大概佔所有排泄廢物總量的六〇～七〇％，從大小便道代謝出去的只佔三〇～四〇％。皮膚還能保護內臟組織，如果缺乏營養與精微物質的供應，或因燒燙傷使毛細孔受損，就會降低它保護內臟組織的能力。

從皮膚的外表發展到內臟組織，最受到影響的就是呼吸系統，乾燥的結果會產生乾咳現象，因為黏膜組織分泌缺乏，需藉由咳嗽的動作促進黏膜組織的分泌以潤滑氣管，幫助呼吸正常運作。

❖對治與養生

我們該怎麼處理呢？

所謂「肺主皮毛」，是指皮膚毛細孔由肺所管，所以我們會選擇養肺陰、補肺陰的藥物。陰是指看得到的東西，解剖學所看到的器官就是肺陰。肺陽則是指肺的呼吸功能，呼吸受到影響有所阻礙，就是肺陽虛，我們就會用補肺陽的藥。中醫認為心與肺同處於上焦，具有振興全體機能的作用，現在醫學也常合稱心肺功能，呼吸困難或休克時需施予心肺復甦術，道理就在這裡。

皮膚要靠血液營養物質與水份的供養，才能潤澤光滑不乾燥，所以我們一定會用一些補氣補血的藥，中醫認為肺主氣，又主皮毛，我們補氣自然能將血液中的養分帶到皮毛。老祖宗又認為土能生金，補土就能生金，脾胃消化系統屬土，所以我們用健運脾胃的藥，就能改善呼吸系統的毛病。健運脾胃的藥很多，四君子湯、五味異功散、六君子湯、七味白朮散、參苓白朮散、香砂六君子湯等，都建立在四君子湯的基礎上，我們常常簡稱為四五六七系列，還有山藥、黨參等也具有補氣的作用。

器官和組織要有充足的血液供應，在補血方面，一般的習慣都用四物湯，我個人則不太用，因為其中的川芎會擴張血管，如果有貧血又重用川芎，可能會導致出血量增加，貧血就越嚴重。當歸和地黃具有滑腸的作用，地黃補血而且富含鐵質，但會滑腸，所以有的人吃了四物湯大便次數會增加，甚至有腹瀉的反應。白芍有收斂作用，如果劑量重，會使生理週期變短，原本五到七天才結束的，結果三天不到就沒了，應該出清的經血於是就沉澱在子宮、在生殖系統中，就有可能造成子宮內膜異位症或子宮肌瘤等問題，所以四物湯我幾乎不用。

早期我用黃耆、當歸就是很好的補血藥，後來發現黃耆、當歸都是屬於溫性的藥，有些人吃了會有副作用，所以我就選擇雞血藤和旱蓮草，或雞血藤和阿膠。另外我們還有很多藥物可以到達皮膚末梢，桂枝系列衍生的方劑，像黃耆五物湯、當歸四逆湯等，對人體的滋養與保護都有非常好的作用。基本上我們還是一定要分陰陽表裡寒熱虛實，這叫八綱辨證，如果沒有經過鑑別診斷，肯定會引發很多的問題。

皮膚乾燥脫皮的問題，我們針對體質用內服藥物的方式才是根本的處理，當然可以外用潤膚劑做為輔助，尤其是在秋冬特別乾燥的季節，內外一起兼顧，對皮膚的改善才能夠達到預期的效果。

※ 皮膚鬆弛缺乏彈性

如果用解剖學解釋，人體可以分成五個層次，最外層是皮膚毛細孔，即所謂的皮毛層；接著是血液，所謂血脈；再內是肌肉層，再下一層是筋，最深層就是骨髓。我們用簡單的說法可記為皮脈肌筋骨，有時肌字亦可寫成肉字。皮脈肌筋骨又可以與五臟結合，中國的醫學文獻典籍說肺是管皮膚毛細孔，所謂肺主皮毛，心是管我們的血管神經，所謂心主血脈，脾主肌肉，肝主筋，腎主骨，所以皮脈肌筋骨這五個層次出狀況的話，我們就調整或治療相對應的器官。

❖成因與症狀

這個主題與皺紋一節有點相似，皮膚越是鬆弛，出現的皺紋就越多。看那些老阿嬤老阿公氣虛血衰，皮膚就鬆垮沒彈性，所以老化絕對是健康皮膚的大敵。

❖對治與養生

不管皮膚是乾燥、鬆弛、缺乏彈性或呈現皺紋，我們就一定會用補肺氣的方式，肺主氣，氣和血又密不可分，所謂氣為血帥，血液的流動沒有氣的推動，肯定會變成一灘死血。有氣的動力來推動，血就可以周流全身供應到我們人體最外層的皮毛層，血管末梢獲得了營養物質的補給，皮膚不管是乾燥或皺紋缺乏彈性，即可因此獲得改善。

補肺氣我們必須考慮五行相生的作用，因為肺屬金，土能生金，因此要補土才能生金，土是什麼？就是腸胃消化系統，所以皮膚鬆弛缺乏彈性，我們一定用健運脾胃的方式來補肺氣以作用到皮膚。健運脾胃最有效且反應最理想的就是前述的四五六七系列，這些藥方裡就含有像陳皮、香附等補氣作用的藥物。

我們透過補土的方式讓脾胃系統能夠正常的消化吸收營養，《內經》時代就說脾統血，這個統就是統籌分配，包括輸送的過程，血則是指廣義的營養物質，所以脾是統帥著血液，肝是儲藏血液，心是主宰血液，有時候我們也會用強心的藥讓血液能夠正常的運輸與分配。所以皮膚的鬆弛，缺乏彈性，站在我們中國醫學的立場，要從整體考量，並不是單純的處理皮膚的鬆弛與缺乏彈性。

我們可以加些養血的藥，四物湯是一般民間最常通用的藥材，可是其中沒有氣分的藥帶動，往往效果不盡理想。我們的黃耆當歸補血湯只有兩味藥，在原始文獻的記載，劑量是五比一，也就是當歸用一錢的話，黃耆就要用到五錢，黃耆本身就是氣分的藥，補氣藥的量反而要比補血的藥多好幾倍。既然氣為血帥，有形的血不能自己製造輸送，一定掌握在無形的氣，黃耆補氣，當歸補血，黃耆的劑量多於當歸，效果才會顯現出來。

現代的整型美容醫學，對於皮膚鬆弛，早期多用拉皮的方式，有的人一拉再拉三拉，還是得不到滿意的效果。我想畢竟這不是理想的處理方式，一定要內外兼修，這樣的效果才會持續。我們除了內服藥物之外，也可以透過外用的塗抹擦拭，我們有很多藥物會讓皮膚獲得滋潤而充滿彈性。

我曾經多次提到，含有精油類的藥物具有揮發性，會在皮下產生作用，對皮膚的鬆弛就會產生一種收縮、緊繃的效果。前述的雞蛋白、蜂蜜、苦茶油等這一類的材料，對肌肉鬆弛一樣很有幫助；另外，像紐西蘭澳洲的綿羊油或對嬰兒肌膚保養的嬰兒油，效果也不錯。

※ 多汗毛、多鬚

現代的女性，對美的追求可說是不遺餘力，不管是手上或腳上的毛總是欲除之而後快，如果多毛顯現在臉部，甚至長鬍子的話，更是最大的困擾。

❖成因與症狀

依照現在的醫學觀點來探討，多毛的特徵，尤其是女性竟然在手上或腳上有多汗毛的狀況，可能是男性荷爾蒙分泌過多所致，而現代醫學也因應開發了很多化學藥劑，將之塗抹在長汗毛的地方，讓它自然脫掉，不過這些化學藥劑對人體是否有不良影響不得而知。

中國醫學認為皮膚毛細孔是肺所管，在我們臨床上的辨證論治，所有症狀都是太過或不及，每個人多多少少都有體毛，呈現太多的現象，我們就會用瀉肺的方式處理。

❖對治與養生

我們的麻杏甘石湯或瀉白散就是瀉肺的方，尤其是錢仲陽先生的瀉白散，就講明了瀉白，這個白的意思就是指肺，因為五色與五臟結合，青赤黃白黑對應肝心脾肺腎，白屬肺，瀉白就是瀉肺。我們透過瀉肺的處理，過多的體毛可能就會慢慢的減少。

臉部、下頦屬腎，額頭屬心，左邊的臉頰屬肝，右臉頰屬肺，鼻子中央的部位屬脾胃。所以下頦長鬍鬚是腎氣的作用，對男性是理所當然，若是女性可能就如先前所講的男性荷爾蒙分泌過多所導致，我們可以考慮透過瀉火的方式處理。所有苦寒涼的藥物都有瀉火的效果，只不過作用的目的不盡相同，如黃芩瀉肺火，黃連瀉心火，黃柏瀉腎火，另外大黃、梔子等也有瀉火的作用。由於有這類困擾的人數比較少，現代的醫學通常都用刮除的方式，但是皮膚毛細孔經過刮除後反而益發擴張了，所以體毛越刮反而顯得越粗。我們老祖宗老早有鑑於此，不管多汗孔體毛、多鬍子等，都有他們一套處理的方式。

此外，這些年來有一種復古的行業叫挽面，可以把臉上的細毛、汗毛及鬍子等拔除，當然這不能一勞永逸，隔一段時間就要再整修門面一次，雖然需要定期處理，起碼不會因為吃藥而造成一些副作用。

※ 疤痕

愛美的男生女生，臉上長了一些青春痘面皰痤瘡，難免會去摳它，摳了之後當然就留下一些疤痕。

❖成因與症狀

先前介紹過，在《小兒藥證直訣》裡說肝是水泡，心是斑，脾是疹，肺是膿疱，到了腎臟整個膚色就變黑了。在出麻疹痘疹時，有的叫白陷，有的叫灰陷，白陷、灰陷就是指我們的麻疹痘疹發不出來，皮膚就會變成坑坑洞洞的，在古代稱為天花，而留下所謂的麻臉或麻子，在古代這樣的病例不盛枚舉。

❖對治與養生

像這樣的白陷、灰陷發不出來，怎麼辨呢？我們在藥物學裡有一味藥，深受消費大眾的喜愛，這味藥就叫做黃耆，除了能夠「溫分肉、實腠理」，還能「內托癰疽」，為瘡癰聖藥，很多人的皮膚留下坑坑洞洞，或是傷口不容易結痂不容易復原，黃耆就是最好的選擇。基本上使用黃耆的對象，是比較虛弱而膚色較蒼白。至於處方可以用補氣補血的八珍湯或十全大補湯或人參養榮湯，也會用到孫思邈先生的千金內托散，他的方劑名稱就已經告訴你它有內托的效果，能夠讓潰爛的傷口增生新的肉牙，讓它具有修補的功效。

像摳青春痘之後留下的疤痕，我們就可用這一類內托的處方或用藥，具有修復皮膚作用的藥物，在臨床上有兩味藥是我常用的，其中一味就是丹參。丹參是一味活血化瘀的藥，藥物學更特別標榜強調「一味丹參，功同四物」，也就是說具有補血的效果。中國大陸早在二十幾年前就把丹參萃取做為注射液，直接打在穴位上，或做為靜脈注射。

丹參對除舊疤有很好的作用。另外一味藥叫做殭蠶，所含的白殭菌能夠治療大腦細胞的異常放電、咽喉部的疼痛、痰涎或其他症狀。殭蠶與丹參搭配可以去斑沒有痕跡，這是我在臨床上屢試不爽的。

丹參、殭蠶能除疤，文獻上都有紀錄。有一天，兩位學士後中醫系的同學把《本草備要》翻開說沒有呀，書上沒講啊。我就告訴他們是別的書上講的。所以我們從事醫療工作的人，要博覽群書，要多看醫案，才能造福病者，對病者有保障。有的人好像在打迷糊仗一樣，這樣受害的反而是我們的病家。不要忘了老祖宗說的「視病如親」，我們對病者就要像對我們的親人一樣。

※ 皮膚過敏

我們有很多國病，包括肝病，這與早年的飲食習慣有很大的關係。鼻子的毛病也可算是國病，有學者做過研究，中國人包括大陸，罹患鼻病的比例非常高，顯然和飲食也有絕對的關係。再來就是皮膚過敏，其實鼻子過敏和皮膚過敏，在中醫理念上應屬同一個系統，《內經》就說肺開竅在鼻腔，另外也說肺是管皮膚毛細孔，所以我們的皮膚會有過敏反應，與我們的肺——廣義的呼吸系統——關係最為密切。

❖成因與症狀

會造成皮膚容易過敏的原因，第一是與先天體質有關，有人的體質就是容易過敏。我們看過很多病例：一個姓劉小男生，感冒吃了一顆感冒藥，結果眼睛腫到看不見，顯然就是產生過敏反應；另一個小女生才兩三歲，吃了感冒藥，才吃一兩天，竟然一滴尿都沒有；最嚴重的是我們的一個學員，每次一被蚊子叮咬整個皮膚就腫，然後眼睛也看不見了。

第二是外感引起的皮膚過敏。傷風感冒是一種病毒，這種濾過性病毒會破壞人體各部機能。我曾經在很多地方提過，感冒病毒就像吃柿子，早期的紅柿子一定要軟了才能吃，不軟的話吃起來就會有澀澀的感覺；一樣的道理，只要抵抗力下降，一旦病毒侵犯人體，人體的五臟六腑、組織器官中，哪個部門最弱就會先遭殃。所以風寒暑濕燥火的外感總是乘人之危，皮膚過敏只是它們引起的症狀之一而已。

第三則與現代人的生活作息有關，還是老毛病：晚上不睡覺。古語說日出而作，日落而息，隨著太陽能的釋放，我們在白天的精神比較好，抵抗力也比較強，因為太陽能會提供給我們很多無形的能量；太陽下山以後，我們的活動力就會降低，精神體力也已消耗大半，如果還要硬撐，肯定會影響到臟腑機能。

最後和飲食也有絕對關係。食品市場中潛在的危機比比皆是，據說很多食品也是石化工業的副產品，西醫藥的製藥廠就是其一。

我個人對很多食品過敏，只要食物裡面有麻油我就會馬上產生過敏反應，如果吃了青椒，一整天就都有青椒的味道，那何必自找麻煩呢，不吃就是了。所以飲食的部分，你不能接受的就不要勉強，太過與不及都不好。尤其有些東西，閩南語說越吃越ㄙㄨㄚˋ嘴，越吃就越想吃，最後不知不覺超量，造成身體的負擔。如果不能克服口腹之欲，有時候後果會很難想像。

生活作息不正常，熬夜晚睡不僅僅肝會受到影響，連皮膚毛細孔也會受到波及。因為熬夜透支體力，使得血液營養物質的供應受到影響，免疫系統的功能會相對減弱，當然一定會引起皮膚的過敏反應。

❖對治與養生

先天體質的敏感，如果能夠盡量避免藥物就盡量避免，並且養成良好的生活習慣，這可以靠意志力來維持。就向前面介紹的一樣，為什麼要貪口腹之欲呢，顯然就是沒有辦法掌控自己的意志力，如此要讓你的皮膚滑嫩光澤，好像不太容易達到目的。

一般對抗皮膚過敏，幾乎都會用入肺的藥，因為肺主皮毛，當然如果氣不夠就用補氣的藥，血不足就用補血的藥，氣血雙虛我們就氣血雙補。民間比較習慣用四物湯或四物飲之類以及八珍湯、十全大補湯、人參養榮湯、補中益氣湯等等。現代有很多生物科技的開發，把老祖宗的智慧處方濃縮提煉熬煮，透過廣告媒體來推廣，總之第一口感能夠讓人家接受，第二能達到消費者簡單調養身體的目的，也算是普及中醫藥的好方法。

我個人比較習慣用《傷寒論》《金匱要略》的處方，傷寒方裡像麻黃湯、麻杏甘石湯、小柴胡湯等，《金匱要略》裡的防己黃耆湯、苓桂朮甘湯、柴胡桂枝湯等，這些方子都能調和營衛。營衛是什麼，營衛就是指我們的氣血。小柴胡湯可以疏通三焦，三焦就是指淋巴系統的作用，氣充血足，就能充分將營養物質輸送到皮下末梢組織。皮膚有了營養供應，自然可以恢復本有的彈性，同樣的可以讓皮膚抗過敏的能力更理想。

在食療方面，有些入肺的藥物可以當做食材，像貝母、百合、紫菀這些，將藥物當食物，可能一般女性比較能夠接受。我們可以加些健脾胃的藥，因為脾胃屬土，我們的皮膚屬於肺所管，肺屬金，老祖宗說補土就能生金，所以山藥、薏仁等都可以當成食材，你可以燉你喜歡吃的食物：雞塊、翅膀或排骨都可以，脾土健康，呼吸系統自然而然也受到調養。

另外我還是須特別強調食物禁忌的重要，不該吃的就盡量避免，不然就會為自己帶來很多麻煩。我們是健康擺第一，其他的問題都是第二。

成功的醫案很多，有一位史老先生，皮膚過敏足足超過四十年，看過無數次皮膚科還是沒有效。我們給他處理，結果很快的就獲得改善。另一位保守估計有三十年歷史全身皮膚病的患者，還有一位薛姓男生也大概有三十年的病史。我看過最年輕的是出生七天就全身潰爛的李小朋友，從頭到腳沒有一個地方有毛髮，我們診過之後都獲得改善。

比較特別的是前面提過的某醫院皮膚科林姓醫生，他的皮膚病表現在全部掉光的頭髮，他自己沒辦法改善，來到我這邊，吃了藥以後發現頭髮全部長出來了，可是有個問題：頭髮竟然全是白的；另有一位林先生，他是圓形禿，長出來的頭髮也是白的。我們一直在思考，旱蓮草、雞血藤、紫草、茜草、黑芝麻、何首烏這些都含有黑色素，竟然長出來的頭髮是白色，為什麼會有這樣的反應，值得我們繼續探討。

總之皮膚過敏的病者人數之多，大概在我們每年的疾病就診人數排行榜裡高居前五名以內吧。西醫的皮膚科醫生很多也是門庭若市，他們大部分都用外用的皮膚藥膏，如果含有類固醇，可能會帶來其他的副作用，如果是抗組織氨的藥物，服後就會昏沉打瞌睡，上班無精打采，開車上路更是危險，不可不小心。

✻ 長癬

皮膚病的範圍非常廣泛，包括癬，長的部位不盡相同，不過最常見的是長在手指縫或腳趾縫。它會讓你奇癢無比，一癢就會想抓，一抓有的會流組織液，一般叫做流水，有的甚至會抓破皮，然後流血。總之癬會帶來很大的困擾，越搓就越想搓，留下的後遺症就越大。

❖成因與症狀

長癬的原因多與濕熱有關。人體的溫度一直都是保留在三十六度半的恆溫，吃了冰的以後，肌肉血管神經收縮，就會影響人體代謝廢物的功能，不能充分代謝，就沉澱在人體的某個部位，在這個部位上發出各種不同的病理變化，也會造成體內的器官變化。癬正是其中之一。

癬這種皮膚病首先與我們的清潔與衛生習慣有關。台灣的氣候濕熱，比較容易藏污納垢，所以晚上一定要洗澡，不洗澡的話，也應將身體某些組織或腳的部分清洗乾淨，否則容易引起細菌病毒的感染。

第二，根據現代醫學的瞭解，癬的發生往往源於細菌黴菌的寄生，這是由於本身的免疫功能造成的，它們的病名很多，有的稱做頑癬，意思是病情頑固，即使長時間治療也沒辦法改善。

皮膚毛細孔肯定和肺有關，這裡的肺是指廣義的呼吸系統，一般中醫治病，一定要辨所謂的陰陽表裡寒熱虛實，實證我們可以用實者瀉之的方法，虛證就虛者補之，一定要掌握這種辨證論治，才能對症下藥。不辨證就針對他的癬弄個藥膏，事實上有的不見得有效果。

我們可以一方面朝內服的方式處理，一方面用外用的方式塗抹，雙管齊下，這樣的反應效果就很理想。基本上癬在中醫的理念上還是和飲食有關，尤其現在年輕人喜歡吃生冷的東西，我們就應盡量想辦法避免這些食物的接觸，另一方面我們用茵陳五苓散或豬苓湯或當歸拈痛湯，不僅僅是癬，包括其他皮膚的症狀都可以迎刃而解。

諸痛癢瘡皆屬於心，皆屬於火，這是出自《內經》七十四章至真要大論，裡面有一段病機十九，開宗明義就告訴我們這個病理。所以痛、癢必須尋找作用在心的藥物，這個心是指廣義的，包括大腦中樞，包括血液循環。所以用藥裡面肯定有瀉心火的一些藥物，其中最常用的就是連翹，解毒可以用金銀花、連翹，往下走可加懷牛膝，去濕熱可以用五苓散、豬苓湯或當歸拈痛湯，尤其是當歸拈痛湯，它的考量可是面面俱到。

以癬來講，既然一般是濕熱所引起，我們就會用一些利濕清熱解毒的藥物。我們最常選用的處方包括茵陳五苓散、豬苓湯或當歸拈痛湯，利濕的藥不一定要用車前子、金錢草，我們可能用薏仁，它既能利濕又有健胃的效果；往下走用懷牛膝，另外還有連翹、土伏苓、百部。

百部這味藥，在藥物學裡說可以殺百蟲。古代沒有顯微鏡，所以很多細菌和病毒沒辦法用肉眼察覺，但是我們可以針對症狀去處理，中醫有很多疾病，在當時的時空下並不能完全瞭解，所以從病因學、病理學探討的話，有些並不合乎現在的醫學觀念，但如果針對疾病的症狀來掌握，我們會處理得很理想。

我們的外用藥可以廣義的發生作用，像冰硼散的成分有冰片，觸感涼涼的，硼砂有防腐的作用，逢年過節時醃製臘肉材料裡一定有硼砂，因為它可以防止肉類很快腐爛掉，遠洋漁業捕獲的魚蝦蟹要保鮮也會加上一點硼砂，還有端午節的鹼粽，加一點硼砂不只能耐久儲存，還會增加彈性。適量的硼砂對人體不會有害處。除了冰片、硼砂，我們還會用黃柏，是很好的殺菌、抑制病毒活動的藥物，還有甘草解毒以及孩兒茶。

最後有一味非常重要，就是青黛，十字花科植物，能緩解熱象，所以具有消炎解毒、去除熱象的作用。重點是加了青黛以後，顏色會呈現綠色，入口會有很涼的感覺，所以咽喉痛、口腔發炎、中耳炎都可以使用。我們借它用在癬的部分，發現療效很不錯。

你把冰硼散搓在腳縫和手縫裡，很快的就發生了療效，因為抗病毒有黃柏，有青黛，可以抑制皮膚潰爛的發展。如果有潰爛的傷口，冰片的量一定要少。小寶寶使用的藥用痱子粉，裡面也有微量的冰片或薄荷腦，潰爛的傷口一碰到這種涼涼的有精油類的東西，會產生短暫幾秒鐘的痛感，像這種我們就一定要注意，雖然不是副作用，卻會讓一般病者害怕使用，反而收到反效果。

硫磺對癬也有一點作用，缺點是有特殊的味道。我們治病雖然講究療效，同時卻也講究感覺，這種感覺包括鼻腔的嗅覺、口腔的味覺。

※長瘡、長瘤

身上的皮膚長一粒一粒的，大概都叫結癤或疔瘡。如果像雞蛋那麼大，甚至像檸檬、葡萄柚那麼大，一般我們叫做腫瘤病，所以這是程度上的不同。

明朝有一位御醫叫李中梓（李士材、李念莪），他有一本非常通俗流行的著作《醫宗必讀》，另有一本他把《內經》比較關鍵性的重點抽離出來做解釋的《內經知要》，這本書的最後一章叫〈病能篇〉（能字唸「態」），在〈病能篇〉的最後專門介紹癰疽這類的症狀，長在不同的部位有不同的病名。事實上在黃帝《內經》裡就提到很多腫瘤的問題，癰是屬於陽證，疽是屬於陰證，所以我們稱陽癰陰疽。一般疔瘡基本上就像小兒科一樣，在老祖宗的眼裡根本不足為奇。

❖成因與症狀

我們的環境存在著空氣污染、水污染，甚至日常食物，包括蔬菜、水果、米飯等都潛藏著農藥殘留的問題。這些農藥或化學肥料在體內日久囤積，導致不能正常代謝，就會外顯為疔瘡、結癤、腫塊等症狀。

疔瘡結癤大部分都與飲食作息大有關係，晚睡、睡眠品質不好的人，抵抗力自然低下，這是一定的道理。抵抗力一低下，碰到某種誘因就會誘發你的問題。飲食的部分，諸痛癢瘡皆屬於心火，烤炸食物的屬性都是比較燥熱，燥熱的話就容易引起心血管擴張，心血管一擴張就會讓組織發生變異。我們提過，吃了炸雞塊、炸薯條、燒餅、油條、烤麵包、餅乾等，它一定會在某個不特定的地方冒出來。我們必須從飲食控制，拒絕誘惑，有些食物能避則避。謹守食物的禁忌，就能減少皮膚病發作的機率。

❖對治與養生

一旦發作了怎麼辦？我們的仙方活命飲、小柴胡湯，以及小柴胡湯變出來的逍遙散、加味逍遙散，金銀花、連翹、甘草、桔梗，這些藥都有排膿解毒的功效，尤其是連翹，它是非常理想的天然抗生素。所有菊科藥物都有解毒的功能，早期我們用來殺蟲的藥物除蟲菊，就是菊科植物，對人體的影響幾乎是零，不像現在所有殺蟲的製劑幾乎都是化學的東西，不小心接觸就可能引發很多問題。單就排毒而言，我們根據《醫方集解》開發了一個解毒湯，《醫方集解》的解毒湯只有甘草、黑豆兩味藥，我們又加了金銀花，金銀花單一味藥就可以治療疔瘡結癤。

針對這些疔瘡結癤腫瘤，我們還會用活血化瘀的藥物，其中最常用丹參、川七、牡丹皮、澤蘭、桃仁、紅花等。每位醫者的用藥習慣不一樣，所以選擇的藥物也不盡相同，我們可以看疔瘡結癤腫瘤長在什麼地方，然後選用不同的處方或藥物至病所發揮作用，很快就會看到效果。

就美容的觀點而言，這些疔瘡結癤腫瘤長在隱密的地方，比較不容易被人發覺，如果長在臉上或四肢，不僅有礙觀瞻，有的甚至覺得羞於見人，所以在臨床治療上備受重視。

此外，現代人最擔心的就是罹患惡性腫瘤，現代醫學對這些疑難雜症投注相當的心血還是找不到原因，縱使找到了也沒有妥善理想的治療方向。我們有個病例，住在南非，他是口腔唾液分泌出了問題，被判定為唾液腺腫瘤。他們夫妻兩每個月從南非　起回來治療，從二〇〇六年一月開始，經過半年左右的治療之後，發現腫瘤已經完全獲得控制，因此到十月份才再回來做追蹤，一切狀況都很理想。

對此之類，我們最常使用的就是仙方活命飲，又叫真人活命飲。這個方子裡有一味藥叫穿山甲，對腫瘤有潰堅的作用，就像爆破部隊一樣，可以把腫塊爆破，使之潰散。不過穿山甲現在列為保育動物，建議盡量避免使用。

腫塊結癤有膿，我們有桔梗、枳實、連翹等化膿的藥，整個方子的作用能夠化膿、化瘀、散結，最後就能讓頑強消滅於無形，不用透過外科切割的方式。很多人切了又長，長了又切。就拿魚鱗癬來講，有人切切長長連續六、七次不勝其煩，而且也沒有太大的意義；長在腳底下的雞眼也一樣，外科挖了又長，長了又挖。結果我們只要用苦參子，搗一搗貼在雞眼上，差不多三次全部根治，永不復患，幾乎可說是屢試屢驗，非常靈光。

有一位年近七十的比丘尼脖子上長了一塊腫瘤，大約拳頭大小，她不看西醫也不看中醫，而是根據我們書上介紹的解毒湯，硬是把腫塊全部消掉。一到我這裡就直言不是來找我看病，只是來應證我書上所寫的可靠不可靠，果然她說吃了以後全部消彌於無形，還說要繼續觀察我書上所講的，針對某種病變所提供的處方是不是值得信賴。我回說你非常了不起，全世界像你這麼有膽量的，大概一千萬人中找不到一個。

我想也需要像這樣子有膽量的人來給老祖宗所傳承下來的方劑、藥物做個印證。包括我自己在內，我也是不太用藥，我們老祖宗有一句話說「不服其藥為中醫」，所以能夠用天然的食材做為治療的工具，我覺得才是最理想的。

在食物方面，我們盡量多吃一些清涼解毒的食物，其中具有清熱解毒作用的，以菊科為大宗，所有菊科植物本身就有清熱解毒的功效，菊花、A菜、茼蒿、牛蒡子，全部都是菊科植物，平常在選擇材料攝取食物時以這類的食材藥材為主，相信縱使病不能治好，起碼能夠防範它繼續惡化。

✲ 多汗

我們曾經提到，人體從皮膚毛細孔代謝的廢物總量佔六、七成，所以出汗是正常的生理機制。可是出汗過多也是相當困擾，我看過一位小學五年級的小朋友，出汗出到你隨時看到他，都像是剛從游泳池裡潛水起來的感覺，頭髮幾乎總是濕淋淋的。

一般女性夏天出門難免都會用點化妝品，品質好的較不受影響，品質比較差的，只要一流汗，馬上就變成一條一條像蚯蚓一樣，所以很多女性到外面活動，走進屋子裡會趕緊到化妝室補妝。顯然出汗過多也很令人困擾。

出汗出太多又可區分為兩種狀況：盜汗與自汗。晚上睡覺汗冒得很厲害叫做盜汗，我們曾經看過一個小朋友，每天晚上父母一定要排班，每隔兩小時就要起來幫他把衣服全部換掉，否則床單都會濕透，像這種睡覺時自己沒有感覺而出汗，我們叫做盜汗。白天醒著時汗出得厲害，如在戶外面活動、在大太陽底下曝曬出很多汗，叫做自汗。

❖成因與症狀

多汗不僅僅在美觀上會受到影響，事實上還代表著潛藏心臟血管問題的危機。我們需瞭解汗液的形成，首先必須經由人體對食物營養的吸收與代謝轉化而成，再由大腦體溫調節中樞的控管與自主神經系統的調節作用，包括心臟血管系統的配合，藉由汗腺分泌汗液散熱或閉塞汗孔，以達成維持身體的恆溫特性。

黃帝《內經》說「汗為心液」，所以要達到發汗的目的，首要心臟功能正常、心血管通暢、足夠的血液、交感神經興奮等相互配合。可見多汗是與交感神經亢奮有關，但如果副交感神經能起相互擷抗制衡的功能，也不會出現多汗症狀。因此容易緊張最會引起上述現象失衡。

此外，環境空間、溫度、使用藥物不當以及疾病、瀕臨死亡虛脫等都有可能。尤其是最後一項，事涉性命交關，可不慎乎！

❖對治與養生

一般我們通常透過兩種方式達到出汗的目的，一個是物理學的方式，例如跑了五千公尺後很少不出汗的，或泡熱水澡，或把屋裡的溫度升高到超過人體的三十六度半，包括我們的扎針，這些都是物理學的方法。另一個是化學的方式，包括喝熱開水，吃熱麵湯加很多胡椒或辣椒油，或者服用化學藥物興奮交感神經，而達到大量出汗的現象。

自汗在我們傳統醫學的理論裡，認為屬於陽虛，我們知道出汗的過程要靠大腦中樞、心臟血管與交感神經，出得太多就會消耗心臟的力量，我們稱之為「陽虛自汗」。我們可以用強壯心臟的藥物，屬於熱症就考慮用生脈飲，寒症就用四逆湯。另外，最常用的方劑還有玉屏風散，只有三味藥：黃耆在藥物學裡就說能夠「溫分肉，實腠理」，腠理就是肌肉組織的紋理，還有防風，是一味很理想的防禦藥物，再加上白朮健運脾胃的作用。

人體就像是一座城池，防禦工事做得完備，敵人就不容易趁虛而入，玉屏風散就如同對外的屏障起著保護的作用。

有時候大腦的過度興奮，導致交感神經或副交感神經形成不協調的情況而造成多汗，我們可以考慮用一些安定神經的藥物，像柏子仁、百合、遠志這類的藥物都有鎮定安神的作用；我們也會考慮用一些收斂的藥物，像五味子、芍藥、山茱萸、五倍子、蓮蕊鬚等。

另外基於交感神經的亢奮是由於副交感神經沒有辦法制衡，我們就會考慮用一些潛陽的藥物，所有介殼類的藥物有潛陽的作用，包括龍骨、龍齒、牡蠣、珍珠母，這類藥物含有非常豐富磷鈣的成分，既有收澀的效果，又能夠平衡我們的電解質，而達到斂汗的作用。

在《傷寒論》的文獻裡有特別提到外用法：如果用大青龍湯或麻黃湯這一類強烈的發汗劑而導致出汗太過，我們可以用溫粉撲之，溫粉包括糯米粉、滑石粉，可以加些龍骨、牡蠣，或加一點有涼涼觸感的冰片或薄荷腦，裝在一個絹布的袋子裡，哪個地方出汗多，就在那個部位撲一撲，馬上就會有乾爽、舒服的感覺。

外用的藥物我們也可以用五倍子，五倍子是一種蟲包，把它磨成粉，和著口水塗抹在肚臍眼——神闕，根據老祖宗的觀察，有非常理想的止汗效果。我們也可以選擇桑葉，把採集的桑葉曬乾後，用來泡茶。

在《溫病條辨》裡有個辛涼解表的處方叫桑菊飲，可以用來治療感冒發燒與皮膚病，我們把桑葉採來磨成粉，用一百度的開水沖泡當茶喝，一方面有解暑的作用，一方面有止汗的效果。尤其在夏天，對於多汗體質的人效果相當明顯。喝茶會睡不著的人，也可以改喝桑葉茶。另外桑葉的口感相當好，因為桑葉本身有淡淡的甜味，所以我們也可以開發桑葉的食譜，例如用桑葉打蛋花湯或桑嫩芽炒蛋，都是非常美味可口的一道菜餚。

白日自汗屬於陽虛，夜間盜汗是陰虛。陰虛盜汗可以分為「心虛不固」與「心火傷陰」，心火傷陰就要用比較涼的藥。我們有個方叫做當歸六黃湯，組成有當歸、生地黃、熟地黃、黃耆、黃芩、黃連、黃柏，用以治療陰虛有火，盜汗發熱；心虛不固的話就要用生脈飲之類，再加上之前介紹過的潛陽、收澀、安神的藥。前述夜間盜汗的小朋友，我們就是以心虛不固的體質處理，結果盜汗狀況很快就獲得改善。

有多汗症的人，在生活作息或外交應酬上，一定會造成不少困擾，尤其對女性而言，在炎炎夏日下揮汗如雨，難免會出現難堪的窘狀。我們用中醫的處理方式，不僅可以改善體質，還可以讓你度過一個清爽的夏季。

※ 妊娠紋

隨著時代的轉變，以前幾乎全身包得緊緊的女性，現在衣服越穿越少，不要說乳溝，連股溝、肚臍眼都露出來了，我在想紡織業蕭條的原因應是如此。笑話一則帶過，現在的女性喜歡把身體暴露出來展示姣好身材，顯露青春美麗，如果有妊娠紋那還得了。

❖成因與症狀

一般生過寶寶的女性，才會留下妊娠紋，因為懷孕的過程會把肚子撐大，生完寶寶以後就會留下一些皺摺。

❖對治與養生

要怎麼消除妊娠紋？現在的醫學可以用雷射的方式，是不是很理想當然我沒有做過評估，而且這也不是我的領域，在此不便贅述。

在我們中醫的領域裡幾乎沒有這個名詞，這是屬於現在醫學的名詞，儘管如此，我們還是會把它處理得很好，道理在哪裡？

根據我們老祖宗的寶貴文獻說肝經環繞陰器，肝經從腳拇趾的大敦穴開始往上走，繞著生殖系統，再繼續往上走到乳頭，所以我們就可以從肝經下手。肝經最常用的首選方就是逍遙散、加味逍遙散，因為逍遙散、加味逍遙散的藥理就是能夠入肝經、清肝、理脾、解鬱。然後我們會用一些改善血液循環的藥物，包括丹參、薏仁等，這樣就能夠讓這些皺紋皺摺慢慢的恢復平滑。

不過有的妊娠紋會像蚯蚓一條一條的那麼嚴重，這時我就會考慮用活血化瘀的方式。桃核承氣湯是我個人比較常用的處方，畢竟它的作用不會很強烈，不像抵擋湯不但強烈，還有一股特殊屍體的味道，因為裡面有兩味蟲類的藥物水蛭和虻蟲。桃核承氣湯的活血化瘀作用相當好，可以讓你的皺紋皺摺慢慢弭平。

中醫講究辨證論治，妊娠紋雖然與寒證熱證比較沒有絕對關係，不過實證虛證一定要分清楚，實證我們就選用實證的處方，一般人都會考慮到龍膽瀉肝湯，但是我個人會顧慮到龍膽瀉肝湯裡有很多大苦大寒的藥，往往會影響到腸胃系統，所以我個人比較不喜歡用。加味逍遙散裡有兩味藥屬於寒涼的藥，一是梔子，一是牡丹皮，這兩味藥就有清熱瀉火的作用，還有其他健運脾胃的藥，所以作用廣泛，很多婦科的問題都能迎刃而解。

除了內服的藥物，我們也可以考慮外用法。最簡單的就是雞蛋白，它能讓皮膚產生緊繃的效果而使得皺紋皺摺消失，其他會感覺有收縮效果的藥物還有白芨、白斂等，將這些藥物調上雞蛋白或蜂蜜或苦茶油，在局部的地方塗抹即可。雖然在我們臨床上這種病例不是很多，可是根據我個人的觀察，這種外用法對撫平妊娠紋相當理想。

※其他有礙觀瞻的皮膚病變

只要討論到皮膚，我都會對讀者談到一個人，這個人就是關羽，這個民間俗稱關公的人，他的臉為什麼會紅紅的，文獻中始終找不到答案。憑我自己的推斷，可能是藥物或食物中毒造成。

❖成因與症狀

這句話是有所本的。有位女孩國小畢業時到木柵動物園參觀，回來以後的皮膚就像關公的臉一樣發生了劇烈的變化，只是關公的臉是面如重棗，她的確是有點粉紅色並且枯燥沒光澤。到底什麼原因始終找不到答案，醫院就給她吃類固醇，吃了八、九年始終沒有任何效果。我個人的看法是與血液的變化有絕對的關係。

另一位魏姓銀行從業人員的症狀與這個小女生的症狀如出一轍，不過這位病患每天早上起來可以在床鋪上掃出一堆脫皮的屑，也就是他的皮膚更乾燥，乾燥以後就脫皮，這與血液有絕對關係。我也看了兩位保險人員，臉色面若桃花，因為桃花是粉紅色，還會有灼熱感，會有灼熱感的原因是因為皮下局部血管充血。

❖對治與養生

針對這些問題，我處理的方向幾乎大同小異。《內經》告訴我們說肝主五色，青赤黃白黑，所以要治療皮膚色素的變化，就一定要從肝的方向掌握。我們的首選方就是逍遙散、加味逍遙散，再加上涼血的藥生地黃、元參、牡丹皮等。諸痛癢瘡皆屬於心火，我們會加連翹。肺主皮毛，就會用瀉肺的桑白皮。如果真的是病毒造成，我們就會考慮用金銀花、連翹、蒲公英等解毒藥。

經過治療以後，前述小女孩的臉色就慢慢淡化下來了，那位銀行行員的皮膚脫屑現象也很快獲得改善。至於人壽公司的兩位小姐，我都是用小柴胡湯。不管是藥物或食物引起的過敏反應，我們都會考量用和解之劑，和解之劑的首選方就是小柴胡湯。小柴胡湯就和何大一先生的雞尾酒療法一樣，用七味藥的組合而達到和解的效果，有人吃了魚蝦過敏，有人吃了藥物過敏，我們用小柴胡湯再加抗過敏的藥，一吃就改善了。

其次是用竹葉石膏湯。陽明經上升頭面，不管是足陽明胃經或手陽明大腸經，我們的足陽明胃經從頭維一路下來，一直走到腳盤腳面，手陽明大腸經從食指的商陽出發，走到鼻子旁邊的迎香穴。所以陽明經一定上升頭面，我們就考量用陽明經的藥物，從白虎加參湯去掉知母，加上竹葉、半夏、麥冬變成竹葉石膏湯，我們就用小柴胡湯加竹葉石膏湯；往上走我們加桔梗，諸痛癢瘡皆屬於心火，我們就加連翹；你要補水我們就加元參，你的皮下出現充血現象，就表示血管擴張，我們就用元參，所謂瀉無根之游火，因為補水就能夠滅火，再加牡丹皮瀉血中伏火；最後如果你是因肺熱而引起，我們用桑白皮就可以瀉肺熱。

其中一位傅小姐吃了一個星期的藥，整個臉部的充血現象就完全緩解下來。另一位的速度比較慢，原因是她出現症狀的時間比較久，有好幾年的光景。預後反應的快慢與病程長短有關，病程已經好幾年，所需的治療時間當然比較長。

總之皮膚是我們的門面，現在大家都很講究美觀，怎麼修門面是很重要的一門學問，不然現在的美容醫學怎會大行其道呢！

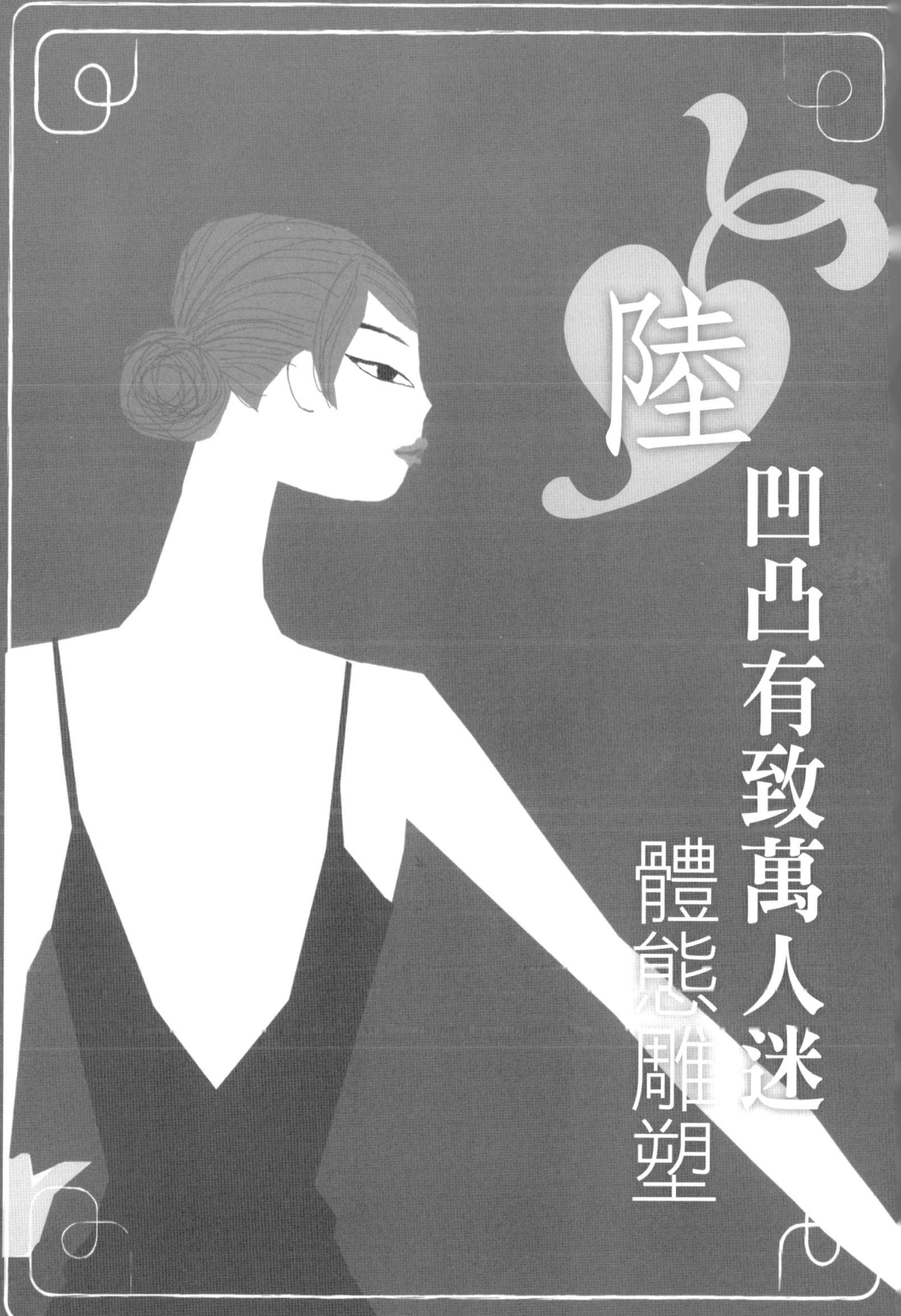
陸
凹凸有致萬人迷
體態雕塑

※ 豐胸

現代人到底幸是不幸，很難評估。我們知道每個時代都有該時代的風尚，流行什麼，大家都會跟從。以前民風比較保守，哪一戶人家有女初長成，發現胸部開始發育的時候，總是想盡辦法用布包裹得緊緊的，好像乳房很豐滿是件丟臉的一事。

不像現在，不得了了，可以說是想盡辦法突顯三圍，管你是荳蔻年華的少女還是所謂的熟女，每個女性都非常在意自己胸部的大小。有的家長還會憂心自己的小孩像飛機場，像洗衣板。我們也曾經看過小學生彼此互相比較胸部的大小。

❖成因與症狀

現在的女性如果胸部發育不良，第一個我們會考量個人本身營養的問題，其次與各人的氣血有關。

所以想讓胸部豐滿，我們都建議不能偏食，因為偏食會引起營養攝取不足，無法供應到人體的每個器官組織，這樣要讓胸部豐滿不太可能。很多事情往往讓人覺得矛盾，你要讓身體苗條，又要讓胸部豐滿，為了身體苗條不敢吃很多營養豐富的食物，但哪裡都可以瘦就是胸部不能瘦，老祖宗說得好，又要馬兒好，又要馬兒不吃草，真是有點為難。不過很多的食物中，有些對特定的部位肯定有效果。

❖對治與養生

胸部與兩個經脈有絕對的關係，第一是足陽明胃經，要讓胸部發育豐滿，基本上腸胃功能一定要正常，可以正常的攝取營養成分，才能夠豐實乳房。另一個是足厥陰肝經，足厥陰肝經從腳拇趾的大敦穴開始一直往上走，繞到生殖系統，即肝經環繞陰器，然後繼續往上走到乳頭。

所以乳房必須從這兩個角度著手，怎麼樣健運脾胃，讓你的脾胃消化吸收功能正常，胸部變豐滿的機會就會比較大，另一個就是從補肝血的角度。

補肝血首選方就是逍遙散和加味逍遙散，因為裡面有當歸與芍藥，等於是民間常用的四物湯去掉川芎、地黃，保留當歸、芍藥，另外也有四君子湯的四分之三，即是保留白朮、茯苓、甘草，去掉人參，然後再加柴胡、薄荷等，就是逍遙散成分；如果是加味逍遙散，就再加牡丹皮、梔子。

由於逍遙散的當歸、白朮比較辛溫，對現代喜歡熬夜晚睡而出現虛火上升的女性較不適合，所以加了牡丹皮。藥物學告訴我們牡丹皮屬性微涼，能夠瀉血中伏火，還能活血化瘀促進血液循環，另一味梔子也是屬於苦寒的藥。由於其他的藥比較溫性，所以需要這些寒涼的藥來制衡駕馭它們，這樣就可以避免在臨床上可能會出現的一些副作用。

肝屬木，最怕被壓抑，就像植物的生長，陽光、空氣、水、土壤四要素缺一不可，肝木如果受到壓抑，就不能枝繁葉茂，欣欣向榮。加味逍遙散能夠補氣、補血，還有疏導的作用，所謂清肝、理脾、解鬱，這樣各部組織器官就能得到充分的營養供應，乳房自然也會因此而豐滿。

至於足陽明胃經的部分，我們可以選用四君子湯、五味異功散、六君子湯、七味白朮散等四五六七系列，當然還包括香砂六君子湯、參苓白朮散這些以四君子湯為基礎的方劑。其中我們最常用的是七味白朮散，以四君子湯參朮苓草四味藥為基本架構，再加木香、霍香、葛根，有些文獻記載有人用香附、霍香、葛根，我們可以因對象而選用不一樣的藥材。

木香屬菊科，含有精油類的成分，在臨床上，需要用到止痛方面的話，木香的效果比較明顯；但是木香有個缺點：性味辛溫，對於體質比較燥熱的人需小心使用。霍香屬唇形科，具有芳香健運脾胃的作用，要刺激腸胃系統，霍香會比較合拍。

香附值得特別一提，屬莎草科，藥物學裡說能通行十二經奇經八脈，意思是說身體的任何一個部位，香附都無所不達，所有氣要動的，都會考量用到香附。李時珍先生讚譽香附為氣病的總司，女科之仙藥。經典文獻認為氣為血帥，氣行則血行，血如果沒有氣的推動，就會呆滯停頓，彷彿一灘死血。要讓血液活潑流動，一定要用氣分的藥，就像補血湯只用兩味藥：黃耆和當歸，黃耆的劑量是當歸劑量的五倍，氣分藥比血分藥重許多。吳謙先生指出為什麼名為補血湯，卻補氣藥的劑量會比較多呢，他說有形的血不能自生，必生於無形的氣，符合了「氣為血帥」的意思。所以香附是十二經奇經八脈都能發生作用的，用在婦科的機會特別多。

七味白朮散裡還有一味非常關鍵的藥物：葛根。葛根是豆科植物，藥物文獻記載能升發陽明的胃氣，意指能促進腸胃的功能。葛根含有豐富的澱粉達八〇%以上，日本人把葛根裡的澱粉加一些糖類，做成類似新港飴的軟糖，讓小朋友吃了以後就有升發陽明胃氣的作用，簡單的講就是閩南話所謂的「脾土開」，老祖宗都知道，脾土開就是指脾胃的功能恢復正常，能吃能消化能吸收，營養自然產生，就能夠供應身體的任何需求。

在《神農本草經》時代，藥物不講歸經，一直到金元四大家才開始建立藥物歸經的問題。明末清初的醫學大師徐靈胎先生（徐大椿），起初反對藥物歸經的理論，因為他認為所有的食物藥物，吃進肚子經過胃腸的消化吸收，就會把營養或藥效作用發揮供應到所需到達的地方。

不過引經藥沒有引起任何的爭議，譬如太陽經頭痛就用羌活，陽明經頭痛就用白芷，少陽經頭痛就用柴胡，太陰經頭痛就用蒼朮，少陰經頭痛要用到細辛，厥陰經頭痛要用到吳茱萸；也就是說，不同的藥物可以作用在不同的系統。葛根就能作用在足陽明胃經，也就是我們的腸胃系統。

很多文獻報告說單一味葛根對豐胸就有很好的效果，尤其是泰國出產的葛根，美容界就利用單一味泰國葛根來達到豐胸的效果。我們的七味白朮散裡已經有葛根了，但還是可以再加葛根，也就是重用葛根，這樣一來，有逍遙散補氣補血疏肝理脾的作用，加上七味白朮散健運脾胃，我們再重用葛根，豐胸的效果就會很明顯了。

我個人在臨床上又喜歡加入雞血藤、阿膠這一類補血的藥。很多的臨床醫案都提過把單一味雞血藤做成浸膏，是為補血的良藥，我的臨床經驗證實的確如此。我們有一位醫院的護理人員，懷寶寶時血小板、血色素都偏低，尤其血色素低到只有八（一般女性在十二以上），雖只是輕度貧血，但是對胎兒和母體的健康都不理想，所以我在處方裡加了雞血藤與旱蓮草，或雞血藤與阿膠，一星期以後血色素從八升到九，再一個星期就到十，繼續服用一個星期後變成十一點幾，離正常值不遠了。

對想達成豐胸目的的女生，我也加入這些補血藥，發現她們吃了以後胸部會有膨脹的感覺而達到豐胸的效果。總之人都是氣血所做，我們加強了補氣補血的藥物，自然能讓身材凹凸有致。

不過我們還是要一再聲明，飲食方面絕對不能有偏頗的現象，也絕對不能透支體力、過度疲勞或熬夜，因為這樣會消滅人體的正常運作功能。我們一再強調，十　點到一點是骨髓造血的時間，你不讓它造血，沒有正常的血液營養供應，要達到豐胸的目的或驅除任何毛病，會有那麼一點天方夜譚。所以如果想健康美麗，一定要從飲食和作息來考量，才能達成目的。

民間也有一些流傳已久的處方，以豐胸來講，有人用花生米燉豬皮，或是溪蝦燉酒或煮酒。我們也有很多單味藥豐胸的效果很不錯，像王不留行、穿山甲、白通草等，先前介紹的雞血藤、旱連草、阿膠，也都有很好的效果。

另外這些年來非常流行的一個處方就是用青木瓜削皮之後燉排骨，也可燉雞翅膀或雞腿，當然也可以清炒刨絲青木瓜，也可以像醃醬菜一樣，涼拌也沒問題，把皮削掉以後切成薄片，在陽光底下稍微曝曬，之後再淋上百香果汁攪拌一下，吃起來脆脆的，帶點甜甜酸酸的感覺，口感非常不錯。總之，你可以透過不同的處理方式達到豐胸的目的。

木瓜屬番木瓜科，青木瓜因為含有木瓜酵素，不僅對女性的胸部可以發揮很大的效果，甚至根據醫學報導，對現代文明病帕金森症也有很好的作用。曾有媒體報導，罹患帕金森症的教宗若望・保祿二世，就曾透過這種木瓜酵素的作用，讓手的顫抖情況明顯的緩和，所以平常多吃一點木瓜，我想應該是不錯的。

當然也可以吃黃木瓜，不過黃木瓜的甜度比較高，食用時要適量，畢竟木瓜含胡蘿蔔素，如果吃多了而自己的消化代謝機能又差，就會造成胡蘿蔔素沉澱，反而有可能變成黃臉婆了。

✲ 縮胸

記得早些年有個演藝人員名叫葉子媚，因為胸前過於豐滿，被稱為波霸，名噪一時。波霸看似很多平坦胸部女人羨慕的對象，事實上負擔蠻重的，尤其有人的胸部像大皮球一樣，不管行動、生活起居、工作作息等都很不方便。

我們在古典的文獻裡，像《婦人良方大全》，提到有人的乳房像絲瓜那麼長，甚至有人形容因為太長了，做事情很不方便，所以要幹活的時候，乾脆把乳房背到肩膀上面，叫做乳懸或懸乳。不過《婦人良方大全》倒是沒有提到像波霸這種巨乳症，這是不是種病態，我想應該是，畢竟波霸在胸前真是一種沉重的負擔。

❖成因與症狀

一般女性產後都要退奶，衛生署前幾年有統計，產後親自哺乳餵奶的比例大概不到二%，也就是說有九八%幾乎都餵牛奶。這樣一來生完寶寶以後，產婦就會有脹奶的反應，早期是用手擠，擠得滿頭大汗，後來開發球狀杯子的器具，用吸的，現在更進步了，退奶不用人力操作，用電動的。

不管用任何方式，一定要退奶，不退奶就會脹，脹就容易引起乳腺發炎的現象，會像感冒一樣，發熱畏寒，若把它當感冒治療，就會相當困擾，甚至會帶來一些後遺症。有一位黃姓婦產科醫生，太太生完寶寶以後引發乳腺發炎，他給她吃了抗生素，結果不但沒效，反而腸胃吃出問題。後來我開了藥給她，結果很快就獲得改善。

現今營養過剩的孩子比比皆是。很多食物內含荷爾蒙成分，食用過量或長期食用就可能造成荷爾蒙沉澱在腦下垂體。美國有一位三歲半的女童，不但重達五十公斤，連月經都來了，女童父母因此被法院判決喪失監護權，這也是造成胸部過大的主要原因。

民間流傳用炒大麥芽退奶，吃了如果能正常發生作用的話，大概三天左右就能把奶退掉。炒大麥芽很便宜，一天所需的量大約二十元，就算現在漲價好了，也不過三十塊錢，三、五天份，大概一百多塊錢就可以把奶退掉。不過我們在臨床上碰過這樣一個病例，竟然有藥房叫產婦連續吃了三百多天。炒大麥芽吃多了以後，乳房會扁掉，基於這樣的思考方向，要讓波霸縮小的話，我們就可以考量類似的模式，用炒大麥芽給她退奶，縮小胸部。

另有一個民間流傳的處方，就是吃韭菜。多吃韭菜就會消腎氣，讓乳房扁掉，如果你是波霸，想減輕負擔，不妨多吃韭菜。可以用炒的方式，搭配炒豆腐衣或其他豆腐乾之類的東西，也可以炒雞腸，或做成韭菜盒子、韭菜包子、韭菜水餃等。這是民間流傳的方法，不妨做個參考。

除此之外，我們還有一味藥叫神麴，神麴是由六種藥材組合經過發酵後做成的，裡面含有酵素的成分，可以幫助消化。有關文獻記載神麴和炒大麥芽一樣可以消腎氣，也能夠讓過大的胸部慢慢縮小。現代醫學用開刀整形美容的方式會引發什麼副作用，實在不得而知，我們這種藥材基本上對腸胃都不會有影響，當然也不會對人體有不良作用。神麴所含的酵素成分，對消化不良的人有很好的效果，神麴按照類似左青龍、右白虎、前朱雀、後真武，然後再加兩味藥發酵壓成像磚塊一樣。

早期我有個構想，希望能開發一種叫做烏神茶的藥，用烏梅，因為烏梅能刺激胃液分泌，神麴能夠幫助消化，所以對於吃了太多油膩食物而產生飽脹悶悶不舒服的症狀，肯定大有幫助。可是到目前為止還沒有開發出來，這是我應繼續努力的。

金元四大家之一的朱丹溪先生（朱彥修、朱震亨）有個處方叫越鞠丸，越鞠丸治六鬱，可是他用的藥只有五味藥。六鬱就是氣鬱、血鬱、痰鬱、火鬱、濕鬱、食鬱，氣鬱用香附，血鬱用川芎，痰鬱丹溪先生不提供什麼藥，留下很多思考空間給後代的醫者自己思考運用，火鬱用梔子，濕鬱用蒼朮，最後食鬱則用神麴。食鬱的意思就是指消化不良，神麴富含酵素可以幫助消化，所以肚子的膨脹就能改善。既然乳房過於膨脹，也可藉助神麴的作用讓它漸漸縮小。

什麼事情都需適可而止，太過或不及都是病態。我們再三的呼籲，譬如說退奶，退三天五天一個星期，應該就有明顯的效果，無需再繼續服用退奶藥，最後吃到整個乳房都扁掉，我們還是要保留起碼挺拔有彈性的程度標準，不然回頭又要豐胸，那不是自找麻煩嘛！就像甲狀腺機能亢進的人，割掉了以後就變成甲狀腺機能低下，又叫他吃甲狀腺素，我不知道這是什麼醫學，有時候我自己思考，是不是可以稱之為翹翹板醫學呢，顧了這一頭，另外一頭你就顧不到了，不就像翹翹板一樣？

我們中醫就是不偏不倚，太過與不及都不正常，這就叫做「中」。下一個主題，就與這個不偏不倚有很大的關係。

※ 乳房一大一小

現代的女性深恐人家看不到你傲人的雙峰，尤其是那些演藝人員，上圍更是她們搏版面的手段，她們呵護乳房無微不至，怎允許乳房一大一小。

我們在黃帝《內經》時代就已經對人體的器官做了研究，眼睛會一大一小，左右耳的聽力會不一樣，左右兩鼻孔嗅覺不一樣，左右手的靈活度與力道不相同，左右大腦負責的功能也不同。

有些做父母憂心孩子變成左撇子，想盡辦法要矯正，吃東西或拿東西操作的時候用左手，可是寫字一定要用右手。這好像沒什麼道理，每個人大腦的構造不一樣，功能強度也不一樣，所以才會有這些現象，依個人潛能的發展才是最重要的。

❖成因與症狀

左右兩半，在我們傳統醫學裡是受到氣血的操控，鼻子下面有一道溝叫人中，也就是說人的左右兩半，就以人中做為分界，左邊，老祖宗說是屬於血液所管轄，右邊，是屬於氣在推動，我們簡單的稱為左血右氣。

左邊如果不靈光，或者出了亂子，肯定是血的不足或過多，或是血的阻礙，如果是血的阻礙，我們就要用活血化瘀的藥，如果血過多，實者要瀉之，如果血不夠，就要虛者補之，這是我們處理的基本原則。右邊的問題有可能是氣太多，或氣不足，或氣的障礙，如果是氣的障礙，我們可能會用行氣的藥，如果行氣的藥還是沒辦法達到治療的效果，我們就會考慮用破氣的藥，如果氣太多我們就用瀉法，氣不足，就用補氣的方式。

❖對治與養生

我們處理過身體左右兩邊的溫度不一、左右兩側的手指顏色不同、甚至手指粗細大小有差異的。乳房一大一小其理也相同，用柴胡桂枝湯加丹參、竹茹、桑枝、薑黃都有效。針對乳房，蒲公英是必用藥，左小血不足用補血藥，右小氣不足用補氣藥。兩者都可以加葛根，因為乳房是足陽明胃經管的，乳頭則屬足厥陰肝經，所以有時也加一些補肝血的藥。

要處理氣，我們的人參、黨參就能補氣，陳皮、枳殼、枳實能行氣，香附、木香、霍香、烏藥能行氣破氣。血液也一樣，當歸補血，川芎行血，牡丹皮、丹參能化瘀改善循環障礙。所以如果乳房左右大小形態不好看，我們就是朝這樣的思考模式來處方用藥。如果左邊不夠豐滿比較小，我們會用加味逍遙散做基礎，如果相反的是右邊，就可能會用類似四五六七系列或補中益氣湯這一類的藥物做處理。這樣調整以後，左右大小就會比較勻稱。

現代醫學透過整形美容的確很快能達到目的，但也常常聽到媒體報導整型的副作用，會令人無法忍受，有的甚至會出人命。想整型美容的女士一定要慎重考慮，不要輕舉妄動。

※ 水腫

談到水腫，一般女性最常見的就是在懷孕時，沒有出現妊娠水腫的女性似乎微乎其微。

❖成因與症狀

明朝的宮廷御醫李中梓先生有談到為什麼會水腫：第一是與腎臟有絕對關係，腎臟是過濾的單位，一旦的腎臟功能發生障礙，影響水份的代謝，當然就會出現這種現象。第二是與心肺功能有關，我們都知道血液從心臟輸送出來，輸送到肺臟進行氣體交換，一般稱做小循環或肺循環，另外一支輸送給大動脈，帶動全身的循環，稱為體循環或大循環。我們的血液一定要輸送到末梢組織，譬如手指尖和腳趾頭，然後血液再回流至心臟。人體的血液始終就是這樣如環無端的循行，從生命出生到結束，一旦回流比較緩慢就可能與水份一起囤積，下肢之類的部位就會出現水腫的現象。

現在的女性愛美愛漂亮，刻意禁食很多東西以保持纖細的腰、苗條的身材，結果長期累積下來就出現營養不良的脾性水腫，所以李中梓先生認為脾臟也會造成水腫。當年在中國大陸文革時期，聽說活活餓死的人民超過四千萬，呈現半飢餓狀態的大約有六千萬，在這六千萬的半飢餓狀態人民中，出現水腫的比例多得驚人，最後根據文獻資料顯示這些人是吃米糠吃好的。人類雖是萬物之靈，卻會做出很多愚蠢的事情，我們知道稻米最營養的部位就是穀殼下面一層，也就是米糠，現在我們把整顆米粒碾成雪白的白米，結果營養的米糠用來餵牲畜，把牲畜餵得肥肥壯壯的，而人類就吃比較沒有營養的精製米，是不是很愚蠢？

我常常在看診的時候給病者考試，像前些日子一個閔姓病者，是小學生，我問他你們閔家哪個人最有名，這小朋友不錯，回答說閔子騫。又問你知道閔子騫是誰的學生，答是孔子的學生。再問孔子有幾個大弟子？搖搖頭說不知道。我說孔子一共有七十二位賢弟子，再問首席大弟子是誰？小朋友面有難色，媽媽在旁幫忙回答是顏回，顏回就是顏淵。再問顏淵幾歲死的，他還是不知道，我說顏淵三十二歲就過世了。最後再問為什麼這麼年輕就過世，還是搖搖頭，我說顏回是餓死的，因為他「一簞食一瓢飲，居陋巷，人不堪其憂，回也不改其樂」。一簞食一瓢飲，每天吃饅頭配開水，三天、五天還可以，三個月、五個月也勉強，如果三年、五年下來，就會長期營養不良，惡性貧血，肯定也會出現脾性水腫的症狀。

此外，《聯合報》的醫療版曾大幅報導，有一位六歲小男生因為外感發燒咳嗽，結果吃了西藥以後竟然要洗腎。所以肯定現代很多水腫病患與吃進一些化學藥物有很大的關係，尤其是類固醇，已到氾濫的地步。前面提過我們有一位劉姓小男生，小學三年級，吃一顆感冒藥後眼睛腫到幾乎看不到；另外一位還沒上小學的江姓小女生，吃兩天感冒藥後一滴尿都沒有，諸如此類的病例多不勝數。這一類類固醇藥物會影響到腎臟功能。

生理週期造成大量出血，也叫血崩，也可能導致出現全身浮腫的現象。

❖對治與養生

如果是因為藥物引起的下肢水腫或其他部位水腫，我們就一定要考慮用小柴胡湯做基礎，因為小柴胡湯是《傷寒論》裡用來治療少陽病的處方，最主要是它有和解的作用，吃進去的化學製劑所沉澱或殘留的毒素，藉小柴胡湯的和解能力代謝掉。當然要加上連翹、金銀花或蘆葦根、紫蘇之類，也可以再加一點利尿藥物，像白茅根、冬瓜子與金錢草。白茅根和我們吃的米飯同屬禾本科，有利尿作用；冬瓜子屬葫蘆科，所以消水腫的作用很明顯；紫蘇是唇形科，葦根是禾本科，這兩味藥專門解魚蝦毒，尤其是蘆葦根連河豚的毒都可以解掉。用這樣的處理方式，我們發現療效非常理想。

因為心臟血管或心肺功能所造成的水腫，我們可能考慮類似生脈飲的處方，下肢水腫就加懷牛膝、車前子、丹參、薏仁，當然也可以用金錢草與白茅根。

如果是長期營養不良的脾性水腫，現在的米糠是不能吃了，因為現在的碾米場在碾成白米的過程中加入很多石灰，石灰劑少量可以使用，大劑量吃了對人體總是不太好。現代推出不必洗的米，是不是在源頭供應時就先處理好了，會不會有後遺症，我們也不得而知。

脾性水腫我們可以考慮四君子湯、五味異功散、六君子湯、七味白朮散、參苓白朮散，包括歸脾湯，因為歸脾湯也有四君子湯的架構在裡面，不過它有龍眼肉和木香，比較燥熱，有些人服用以後可能出現口乾舌燥等上火的現象。

當然，還有後代李東垣先生提供的中滿分消湯、中滿分消丸之類，東垣先生的學術思想認為，人會生病都是脾胃系統造成的，所以他的所有處方都是建築在如何健脾補氣的方向。不過臨床上我們用仲景方或後代根據仲景方演化出來的一些處方，發現效果比後代的時方來得明顯。

腎臟引起的水腫，我們可以用吳謙先生（吳六吉）《名醫方論》裡的一個方子叫腎氣丸。它出於張仲景先生的《金匱要略》，共有八味藥，其中山茱萸、牡丹皮、山藥、澤瀉、地黃、茯苓這六味藥後來變成六味地黃丸，再加附子、桂枝就是腎氣丸。張仲景先生的原始處方是用桂枝，在什麼朝代、什麼人物把桂枝變成肉桂已不可考。宋朝《濟生拔粹方》的作者嚴用和先生在腎氣丸的基礎上，加了車前、牛膝以加強利水的作用和效果，命名為濟生腎氣丸。

用腎氣丸或濟生腎氣丸，再加金錢草、萆薢、白茅根、澤蘭這些有利水作用的藥物，對腎臟引起的水腫效果相當明顯。不過我們還是要再三叮嚀，飲食方面，太鹹的東西一定要盡量避免，因為會加重腎臟過濾的負擔。有一位戴先生，只要一吃鹹心肺馬上積水，一定要送急診，所以吃鹹不僅僅對腎臟，連對心肺功能都會有很大的影響。當然也不宜偏食，因為偏食會造成營養攝取不均衡而衍生許多問題。

所以飲食方面和吃藥是同等重要，不可忽視，很多人一邊吃藥一邊又飲食不忌，導致療效不彰以外，也浪費了時間與金錢。

如果是因為生理週期造成大量出血出現全身浮腫的現象，從上眼皮與膚色我們即可確定。這種貧血造成的水腫，我們一定要從大補氣血、大補肝血的角度處理。我們可以考慮用加味逍遙散、人參養榮湯這類的處方，以及我們最常用的雞血藤、阿膠、旱蓮草、丹參、香附等來補充血液與促進骨髓的造血機能，不需用消水腫的藥物，水腫也會因此豁然而癒。

※水桶腰、小腹便便

首先我們要有正確的認知，肚臍以上叫做大腹，肚臍下面叫小腹，肚臍的兩側稱為少腹。大家都知道男生當兵入伍訓練的時候，一定要做立正動作的基本訓練，其中有一項要求是收小腹，收小腹的意思就是要把肚臍下面的肚子收進去。這是以肚臍為中心，將腹部區分而定位。

不管是大腹或小腹，像我早期時的腰圍大概只有三十左右，以前在鄉下長期營養不良，發育也不好，所以就很瘦很瘦，後來逐漸的食物營養供應比較充足，生活水平改善，當兵時腰圍大概是三十四吋左右，回來就三十五、三十六，曾經我的腰圍大到三十七、八，的的確確是水桶腰。

❖成因與症狀

一個人的體型往往和遺傳有關，父母親的體重都超過一百公斤以上，他們的子女體重瘦小的機率就很低。所以你是大腹便便也好，小腹便便也好，都脫離不了遺傳的關係。

男生和女生胖的地方又不太一樣，你看位居董事長總經理的男性，體型大多大腹便便，繫腰帶的時候會繫在肚臍下面。女性因為基於與生俱來的天職，必須懷孕生子，孕育小寶寶的子宮就在肚臍下面的小腹，所以妊娠過後的女性，就很容易出現小腹便便的現象，生產的胎數越多，小腹便便的情況就更明顯。

此外，現在的女性，初經的年齡層大多提早，有的小學三年級生理週期就來了，來了以後又停，像我們看過國二生第一次月經來，高二時第二次來，大三時第三次來，七年才來三次月經，你要叫她不肥胖好像很難。甚至我還看過一位月經週期兩年沒來的女生，體重從二十七公斤變成九十六公斤，當然這期間吃了婦產科催經的藥，裡面包含一些女性荷爾蒙的成分，兩年以內就像吹氣球一樣，胖了六十幾公斤，真是慘不忍睹。這是因為生理週期失調造成的水桶腰。

❖對治與養生

我們最近看過一個女生，臉部很清瘦，腰際卻可能有三十五、六吋。她說能不能讓臉長點肉，但是要讓腰瘦下來。這個要求實在很難，針對這個問題我們就要兵分兩路，臉部要長肉，就與陽明經有關，手陽明大腸經與足陽明胃經一定上升頭面，而陽明又是多氣多血，所以要讓臉部長肉，就要用一些補氣補血的藥物。

至於要讓腰瘦下來，可能就要思考文獻裡提到的「肥人多痰，瘦人多火」，所以要消除水桶腰或小腹便便可能要用一些化痰的藥；但光是化痰的藥物，療效還不會很理想，我們常會加入行血的藥，像當歸、川芎這兩味藥，我們稱為佛手散。用佛手散和二陳湯搭配，因為肥人多痰，所以加點冬瓜子，冬瓜子一方面能化痰，一方面能利水，人體有百分之七十的水份，一百公斤的體重，大概有七十公斤的水份，所以我們會用車前子、金錢草、冬瓜子這類有利水作用的藥物。有時候中醫的痰是廣義的名詞，不是只有在氣管出現的白痰黃痰而已，有的痰是在皮裡膜外，就是在我們的組織間，像這類皮裡膜外的痰，我們就會用到白芥子。

除了使用這些化痰的藥以外，我們還會考量古代文獻裡提到的一個案例，有位湖陽公主，懷孕的時候可能胎兒太大，導致肚皮也撐得很大，可能有難產之虞。宮廷御醫給她用了兩味藥，一味是枳實，一味是白朮，我們稱為枳朮湯，又稱束胎丸。實際上這個方子是出現在張仲景先生的《金匱要略．水氣病篇》裡，用枳實、白朮這兩味藥治療一種水氣病，後來宮廷御醫用了這兩味藥，發現胎兒成長就慢慢的遲緩下來。

到金元四大家時期，李東垣和他的老師張潔古先生（張元素），根據仲景先生的枳朮湯加了荷葉和米飯做成枳朮丸，根據臨床的觀察，對消小肚皮水桶腰有很好的效果。所以如果碰到前段介紹的女生，怎麼樣讓她的臉部長肉，又要消除腹部的贅肉以及水桶腰，我個人覺得分階段處理可能會比較好一點。要讓臉部比較豐滿，先吃幾個星期的藥物，說不定就長肉了；如果要消除水桶腰和小腹便便，就如前方式再另一個階段處理。

除此之外，在飲食方面，請配合不要貪口腹之慾。我記得有個演藝人員，因為演戲時劇情需要，須讓他的體重增加十八公斤，等這個戲殺青以後，他以超人的意志力抑制飲食，配合運動，硬是把多出來十八公斤的贅肉全部消減下來。對那些懶得動又喜歡吃的女士們，想要消除水桶腰可就沒那麼容易了，我們看過很多病例，始終反應不理想。

生理週期失調造成的水桶腰，我們會用調經的藥，包括佛手散、當歸芍藥散、加味逍遙散、歸脾湯、溫經湯等，然後加一點遠志、丹參、香附、澤蘭、益母草這一類的處方用藥。

飲食方面高熱量的東西盡量避免。有一年我到澳洲演講，演講內容的重點之一就是減重。結果我看他們吃的漢堡就像枕頭那麼大，喝的可樂可能有兩千ＣＣ這麼大杯，我想臨時把題目改掉，策劃人員說不行，因為媒體已經發送出去了，所以我還是得照講。像這樣的飲食習慣，怎麼會不胖呢，他們的體重可能有的甚至超過兩百公斤。所以一定要盡量控制飲食，當然也要配合運動以及規律的生活，這樣才有機會跟水桶腰與小腹便便說再見。

❊ 身型不佳

我常常在講，你要馬兒好又要馬兒不吃草，喜歡貪口腹之慾，又擔心身材走樣，真不知該如何是好。其實女性因為先天的任務，要孕育下一代的小生命，所以腹腔的空間會比較寬廣，脂肪也容易在此堆積，再加上運動量不夠的話，就會造成臀部日益坐人。

❖成因與症狀

遺傳是最主要的原因，父母親都是「大號」型的身軀，下一代的身材幾乎都不會太小。要改變倒不是不可能，但要有恆心與耐力，配合飲食和運動方能克竟全功。

其實老一輩早期挑選媳婦時，首先一定要先看她的屁股，而不是臉蛋，屁股往後翹的，老一輩就會認為她的生育能力比較好。即使不談傳宗接代，從側面觀察，屁股翹翹的反而更有幅度與曲線美，不過要看大到什麼樣的程度，如果導致行動不方便覺得笨拙的話，我們就要想辦法調整。

其他如小腹便便，之前我們介紹過，那是受到女性先天任務所影響。有人大腿很粗，這特別容易發生在女性的腫瘤——包括子宮或卵巢的腫瘤——被處理過後，有些人同側方向的大腿甚至腫到和大象腿一樣。對於手臂粗的部分，尤其現代經過西醫開刀切除乳房腫瘤病也做過化療放療後的患者，在我們所接觸的病例裡，與大腿相似，大概十分之九以上同側部位的手臂會因此而腫大。

❖對治與養生

任何身材的改善，脫離不了適當的運動，可以配合運動器材使用。現在很多人腦袋瓜子很靈光，會思考與發明一些運動器材著重在身體局部的減肥，加強燃燒特定部位的脂肪沉澱，這是一個不錯的方法。我曾經到過美國一位朋友家裡，他帶我們去一個類似SPA的地方，我對三溫暖完全不能接受，一下熱水一下冷水，又要到烤箱裡烘烤，簡直是在考驗人體對溫度變化的調節功能，一下大汗淋漓，一下馬上又感覺肌肉神經血管緊縮。有人透過這種方式達到瘦身的目的，我實在難以接受。

大部分在中醫的處理上，會從利水消脂的方向來掌握，因為人體的水份佔人體總重量七〇%左右，所以你要減重，可以透過利水的方式把過多的水份代謝掉，相對的局部地方的脂肪也會因此而消滅。另外像下肢腫大的現象，我們發現用當歸拈痛湯來處理反應效果很不錯，只是整個療程絕對不是一朝一夕就能見功的。

我們發現用黃耆五物湯與加味逍遙散，以及對於乳房腫瘤首選與最理想的藥物就是蒲公英。蒲公英是菊科植物，在很多的場合我們都提到菊科植物可以清熱解毒、抗病毒，不管你是惡性或是良性腫瘤造成的大腿、手臂腫大，它的效果反應都很好。

此外，仙方活命飲或稱真人活命飲對任何腫瘤都能產生治療效果。還有如天花粉、浙貝母的散結，玄參、鱉甲的軟堅，遠志消積聚（即腫瘤），鬱金、香附、神麴的功效也不容忽視。另外單味荸薺的療效連結石都可以化掉，那腫瘤就不算什麼了！

※ 增重

體重的輕重是取決於我們人類的脾胃系統，從最古老的黃帝《內經》時代就已經很清楚，肺主宰著皮膚毛細孔，表現在鼻腔，說「肺開竅於鼻」「肺主皮毛」；心掌管血液與心臟血管，而表現在舌頭，說「心主血脈」「舌為心苗」；脾胃開竅於口腔和嘴唇，主管肌肉組織，所以「脾主肌肉，開竅於口」；肝主管筋，而表現在眼睛，所以「肝主筋，開竅於目」；最後腎是主骨，開竅於耳朵。

這是老祖宗根據千百年的臨床觀察與體驗歸納出來的理論，所以你長得胖或瘦，最有相關的是消化系統，也就是脾胃系統。既然脾主肌肉，想長胖長肉，首先要考慮的就是脾胃消化系統。

❖成因與症狀

體型的胖瘦必須考慮到遺傳因子，父親母親體重都超過一百公斤，你希望子女輕盈苗條，可能性就不高；相對的，父親母親都很瘦，像竹竿一樣，你要讓子女長得圓圓肉肉的，好像也不是簡單的事。此外，現在很多青春期的少女，因為有功課升學的壓力，或有很多年輕女孩有參加職業考試的壓力，常常搞得自己茶不思飯不想，體重就明顯的直線下降。

還有較特殊的，我們曾經看過，雖然這種人數不多，從懷孕開始一直到分娩前，整整四十個星期都在嘔吐，而且吐得非常厲害，不但自己消瘦，連肚子裡的胎兒都會受到影響，有人可以從懷孕到分娩都在嘔吐，縱使到醫院打點滴依然沒有辦法改善。

另一個原因是產後憂鬱症，傳宗接代的壓力是可能的導因之一，這種問題從古時候到現在都存在，早期重男輕女的時代容易發生，即使是現代社會也還是所在多有。產婦承受這種壓力所產生的產後憂鬱症，不要說體重驟然間下降，造成精神分裂的狀況都有可能。

更年期也是一樣，因為資訊的發達與知識的普及，讓很多超過所謂「七七天癸絕」的尷尬年齡的女性，知道自己原來患有更年期症候群，會出現頭暈目眩、睡眠障礙、口乾舌燥、心悸、手顫抖、潮紅、血壓上升等現象，往往導致食不下嚥、睡不成眠。像這樣吃不下睡不著，怎麼可能會長得豐滿。

❖對治與養生

過瘦的人想增胖，就如先前所言應先從健脾補氣的方向掌握。健運脾胃的處方當然是以四君子湯、五味異功散、六君子湯、七味白朮散、參苓白朮散、香砂六君子湯等四五六七系列為優先選擇。有人很能吃，體重卻一點都沒有增加，這與吸收功能有關，我們的山藥、薏仁、神麴、雞內金等就可以增加腸胃的吸收功能。

當然還要瞭解組織器官本身有沒有病變，如胃潰瘍、胃穿孔、食道逆流等等，這些問題通常會有一些特定症狀，胃液分泌具有強酸反應，酸鹼值中性在七，胃液是二到二．四的強酸值，如果把胃液從胃裡面抽取出來裝在容器裡，然後將手指浸泡在其中，你的手指就會潰爛。因為胃液具有這種特質，才能夠幫我們分解蛋白質，我們需靠這種酸性腐蝕作用才能把食物腐熟，達到消化的目的。

如果出現呃酸、噯氣，就會影響到消化吸收，我們可能會加一點制酸劑。如果有潰瘍或穿孔的現象，我們會加一點修護的藥物。食道逆流、噯氣、呃酸，我們通常考慮用四逆散、平胃散，加一點蘆葦根與浙貝母、海螵蛸，後面這兩味藥我們叫烏貝散，烏就是烏賊骨，貝就是浙貝母，烏貝散的制酸效果很好，海螵蛸、烏賊骨雖是兩個名稱，實際上是同一味藥，牠是生長在海裡的動物，我們觀察的結果，因為海水是鹹的，鹹的東西會有制衡酸物質的效果。

蔥、蒜屬百合科，捏一捏蔥或切一切蒜瓣，你會發現它們具有黏滯的性質，那種黏液就有修護、修補的作用，所以為什麼我們會加白芨，白芨是蘭科植物，在所有藥物裡黏著性最強。藥物學裡有一味藥石斛，是養胃聖藥，石斛經過長時間熬煮，裡面的黏液膠質會釋放出來，就有修復的作用。

我們一方面制酸，一方面修補，你的胃潰瘍或破洞就可獲得修復，胃的消化功能也就恢復正常了。

如果產生嘔吐吞酸的反應是中醫所講的肝氣鬱結造成的，在處方用藥上可能就要稍做調整。一般四逆散還是可以保留使用，因為四逆散是從小柴胡湯——所謂的和解之劑——變化出來的處方，組成只有柴胡、甘草、芍藥和枳實四味藥，枳實如果少劑量，是很好的健胃行氣藥，芍藥味酸入肝，經過水煎煮之後會呈現稠稠的膠質狀，所以對黏膜組織有很好修護的作用。

如果是因為肝氣鬱結造成的嘔吐吞酸，我們就會用左金丸，左金丸只有兩味藥：大熱的吳茱萸和大寒的黃連。黃連雖然是大苦大寒，但是少量用就是一個苦味的健胃劑，很多研究實驗告訴我們，黃連本身是很好的健胃藥，用黃連制衡吳茱萸的大熱，用吳茱萸的大熱制衡黃連的大苦大寒，兩味藥組合起來我們叫左金丸，是很好的制酸劑。吳茱萸同時是一味很好的止痛劑。

對嘔吐吞酸、呃逆這些症狀，我們用這樣健運脾胃方式治療臨床上所出現的症狀，發現幾十年的老問題竟然豁然而解。

有一位林陳老太太，娘家在台東關山鎮，差不多七十歲了，就有這些陳年痼疾，她自己很頑固，她的老公林先生更是頑固到怎麼向他建議都沒用。有一天兒子終於說服她來看診，結果吃了兩三包的藥，她感覺到三十幾年來從來沒有那麼舒服過，因此竟然自己一個人單槍匹馬，不曉得是坐飛機還是坐火車，回到關山娘家探親去了。

要讓有升學等壓力導致體重明顯下降的女生體重增加，可能得設法排除造成壓力的問題，有考試升學的壓力，我們可藉助一些藥物舒緩緊張的情緒，我們的逍遙散、加味逍遙散、鉤藤鉤，當然還有其他健運脾胃的方劑藥物都用得上。這樣一來，即使仍面對考試升學升遷的壓力，生理狀況也能夠游刃有餘。

因懷孕嘔吐得太厲害而消瘦的個案，等生完寶寶以後就能停止這種嘔吐的症狀，可是其間這漫長的四十個星期是很難熬的。

對妊娠嘔吐，我們會用小柴胡湯、香砂六君子湯，加蘆葦根、桑寄生這些安胎止嘔的藥物，通常效果顯著。如果還是無效，我們也有過這種病例，就改用吳茱萸湯，吳茱萸湯一共有四味藥，其中一味是生薑，在仲景《金匱要略》的婦人妊娠嘔吐中提供了一個方叫作半夏乾薑人參丸，所以用半夏乾薑或半夏生薑都能夠達到止嘔的效果。

如果用香砂六君子湯與小柴胡湯都無效時，我們可以考慮用吳茱萸湯。把吳茱萸湯放進嘴巴，用唾液慢慢將藥粉溶解，當口腔含著這種藥粉而不會產生嘔吐現象的時候，就表示這個處方已經發揮治療的效果。懷孕初期出現妊娠嘔吐的現象，大多女性還能接受，而且隨著妊娠週數增加，症狀會日漸緩解；但如果一直嘔吐沒有停止，想讓母體與胎兒長肉似乎不太可能。我們必須先處理嘔吐的原因，讓母親能夠吃得下，營養能夠吸收，慢慢的母體與小寶寶的體重才會增加。

如果是產後憂鬱症造成的，我們一定要先調整這種產後憂鬱的狀況，然後慢慢給予心理建設以及情緒壓力的疏導。在處方用藥上，產後憂鬱症與更年期症候群類似，當然還是考量用逍遙散、加味逍遙散做基礎，因為逍遙散有清肝、理脾、解鬱的功效，配合安神的藥像百合、遠志、竹茹、柏子仁等來改善睡眠與精神狀況。逍遙散本身有四君子湯的架構，只是沒有用到人參而已。我們把脾胃系統健運起來，當然吸收就改善了，心情也開朗起來，要讓她恢復昔日光鮮亮麗的神采，應該也就不難了。

※ 減重

前一則是針對體重日益減輕，相對的，受體重增加困擾的人就多得多。

有的人一輩子骨瘦如柴，我們應當考慮他的先天遺傳體質，父母親都很瘦，生出來的子女瘦的機率就很高，不管求學階段或成年時期，纖瘦的身軀始終變化不人。除了先天體質以外，我們還要考慮各人的腸胃系統，如果消化吸收功能不好，不管吃什麼，那也是無濟於事。現代人又要承受各種不同的壓力，導致情緒被影響被破壞，也會影響到消化吸收的功能。此外當然有的人是受到一般所謂的時尚流行影響，刻意維持纖瘦的身材。

其實除了先天的因素較難改變之外，我們應當保持適當的體重，不管怎麼樣，身材壯實一點，總是有生病的本錢，我們本省人講說「比較有病本」，一旦遇到疾厄來勢洶洶，才不會有敵強我弱、大勢將去之慨。

❖成因與症狀

體重過重當然和遺傳體質有絕對的關係。生理週期也是原因之一，前面我們已介紹過幾個特殊的例子。就青春期中的少女而言，面對升學考試的壓力，有的人是茶不思飯不想，有的人正好相反，越是焦慮越是猛吃，不僅僅是女生，男生也會有這種情況。

此外，孕婦從懷孕開始到分娩，體重的增加以十四公斤最理想，可是在臨床上往往很容易超過這個數字，由於食慾特別好，什麼都吃，吃了以後就變成了孕婦的體重，我們曾經看過增加二十幾公斤，那是非常的離譜，一般懷孕因體重增加、身材變得臃腫，舉手投足都很不方便，所以如果體重能夠控制的話，孕婦會比較輕鬆一點；當然還有產後肥胖，體重始終下不來的問題。

❖對治與養生

古老的黃帝《內經》有提到說肥人多痰，相對的瘦人就是多火，所以治療胖型的人，常常我們會用化痰的藥。除此之外，我們也可能會用利水的藥，肥人多痰的痰字其實是指廣義的水飲，日本人認為水飲有的時候也可以稱為水毒，我們可以用二陳湯、溫膽湯等。除了這些化痰的藥以外，我們也會考慮用活血化瘀的藥物，佛手散是我們最常考慮使用的方劑。

因為生理週期不規則造成體重增加的現象，我們必須從調經開始。調經的方劑很多，當歸芍藥散、桂枝茯苓丸、加味逍遙散，也有人會考慮用溫經湯，或四物湯加桃仁、紅花。另外有一味藥我最常用得到，而且根據臨床反應療效非常理想，這味藥就是遠志，它能夠到達我們的腦下垂體。

中醫講的心不是解剖學所看到的心，有人把中國醫學分成形而上與形而下，形而下就是指有形的、看得到的形體，解剖後看得到的肝脾胃腎臟等，這些器質性的就是形而下，無形的都是形而上。心臟除了解剖學所見的以外，其實重點還有大腦的心，我們說「小心」，當然不是說心臟很小，而是說要思考周密的意思。

遠志入心，這個心就是腦下垂體，它能刺激腦下垂體的分泌，通知它正常的行使功能，月經、奶水、卵子的排出，都要借助腦下垂體製造分泌，所以月經不來，我們就加遠志，我們常常提到一句話說「若欲下之，必先上之」，遠志能入心，就是能入大腦的意思。

我們在藥物學裡除了遠志有這種功效以外，其實白通草也有這樣的功能，像尿液不通的人，我們會加白通草，通知腦下垂體做工，他的尿液就會正常的形成而暢通無阻。

要抑制青春期少女過度旺盛的食慾，中藥材裡面，因為大承氣、小承氣湯的作用比較強烈，所以早期我是選擇調胃承氣湯，但是調胃承氣湯裡有大黃制劑，有的人對大黃極度的過敏，一包藥裡只要有零點五克的大黃劑量，就會腹瀉五到六次，讓人不敢領教，尤其不敢出門，因不知什麼時候必須去找廁所。所以我自己一直在尋找與觀察什麼處方可以取代承氣湯類。

這是很重要的發現，最後我用甘露飲替代。因為甘露飲本身有一些比較黏膩的藥物，再加上玉竹、黃精這一類有飽實感的藥。如果能讓一些科學中藥廠把蒟蒻提煉濃縮成科學中藥，相信能夠普遍獲得使用者的接受與喜愛，因為蒟蒻粉只有纖維質、灰份、碳水化合物，沒有脂肪、蛋白質，造成體重增加的機會很低。另外我們再加點車前子，車前子和蒟蒻會產生一種膨脹的效應，肚子裡裝了這些東西就能產生膨脹的感覺，飢餓感就會減少，而車前子又有利水的作用，當然體重就不會再增加，而漸漸的減輕。

所以抑制這種強烈的食慾，我們的甘露飲、玉竹、車前子、蒟蒻、黃精等，根據我們的觀察，反應效果很好。

孕婦如何控制體重，我們曾介紹過一個方，是漢朝張仲景《金匱要略・水氣病篇》裡一個治療氣分腫的方子，叫做枳朮湯，只有兩味藥枳實和白朮。到了金元四大家之一的張潔古先生，在仲景的枳朮湯裡再加了兩味藥，一味是荷葉，另外一味就是我們吃的白米飯，荷葉、枳實、白朮磨成細粉，再與白米飯混合一起，在石臼或木頭臼裡用杵杵個幾千下，然後做成一顆一顆的藥丸，叫枳朮丸。

我們可以用枳朮丸或枳朮湯消減體重，當然用二陳湯、佛手散也可以達到減重的效果，不過孕婦有很多吃藥的禁忌，包括薏仁、厚朴，像平胃散中有厚朴，我們就要慎重考慮。醫用藥時絕對要顧慮到會不會影響到胎兒，以免造成嚴重的遺憾，這事關我們從事醫療工作者的良心道德；否則一旦產生不良反應而出現大出血，胎兒流產不算，也造成孕婦身體的正氣受損，這是要特別注意的。

對於產後肥胖，體重始終下不來，我們可以依照平常的處理方式，從佛手散、溫膽湯、二陳湯、當歸芍藥散這一類的方劑，加一點車前子、金錢草、冬瓜子、白芥子這些有利水除痰的藥物，我們發現讓體重恢復到懷孕前就有很高的可能性。

人是一種很奇妙的動物，在更年期，有的人茶不思飯不想，出現很多更年期的症候群，有的人是完全沒有出現任何一點不適反應，反而因為沒有了生理週期的困擾使得她心胸開朗，沒有任何罣礙，也不用擔心懷孕，她吃得下睡得著，心廣體胖，這一類的女性在治療上比較沒有顧慮。

進入更年期以後，有很多事情不必再操心，兒女已成長，加上獨立，所謂心廣體胖，所以體重增加的比例升高。其實只要在飲食上稍加控制，維持曼妙、苗條的身材並不難。老祖宗提醒我們老年戒之在得，就包括飲食在內。

我們在其他單元裡提過，可以運用利水與消脂的方式把那些囤積的脂肪代謝燃燒掉，我們有一個方，非常的簡單方便便宜有效，組成有山楂、決明子、陳皮這幾味藥。山楂是薔薇科植物，對消除脂肪有很好效果。決明子是豆科植物，有便祕傾向的人，可以不用炒過，如果大便稀軟或甚至腹瀉的人，可以將決明子在鍋子裡稍微炒一炒，所有豆科植物炒過以後，會出現一股芳香的味道，所以有人稱決明子為台灣咖啡豆，一點也不為過。

至於不管任何的氣病血病，都一定要透過行氣的藥，我們老祖宗在《內經》時代就提到說肥人多痰，所以不管任何部分的脂肪沉澱或肥胖的現象，基本上我們都會用化痰的藥。我們最常使用的處方當然包括二陳湯了：陳皮、半夏、茯苓、甘草，甘草是在制衡陳皮、半夏和茯苓的作用，茯苓能透過利水的方式消除體內過多的水份，半夏屬天南星科，大家可以發現現在素食品的主流，已經由原來的黃豆類製品轉換成蒟蒻粉，蒟蒻也是天南星科的植物，學名叫鬼芋，與芋頭同科，可以藉助它用來減肥，從水桶腰、小腹便便、虎背熊腰、翹屁股、大腹或大象腿，都可以用蒟蒻達到消脂的目的。

把蒟蒻磨成細粉，會有一股特殊的臭腥味道，就像我們的生黃豆或牛花生，都有一股特殊的臭腥味，所以要煉製黃豆油，必須加一種催化或者制衡的材料，那就是多氯聯苯。可是一旦人體沉澱累積過多的多氯聯苯，就會影響到血液，進而讓遺傳基因遭到破壞，而且據說會禍延三代。沒有任何辦法可以把沉澱在體內的那些多氯聯苯代謝出來。

你只要用一・五公克的蒟蒻放在五百CC的容器裡，用滾燙的開水沖泡。當然可以加其他的材料進去，最理想的是車前子。車前子和蒟蒻粉一樣都會有膨脹的作用，而且車前子能利水而不傷陰，能與蒟蒻粉產生相輔相成的效果。你用一・五公克的蒟蒻粉，也用等量的車前子粉放在五百CC的容器裡，沖泡以後，不一會兒全部膨脹後即可食用。想加一點口感較好的食物像奶粉、阿華田之類也可以，比較不會覺得淡而無味。

這樣時常沖泡一杯來喝以取代那些高油高脂高熱量的食物，它的脂肪幾乎等於零，大部分都是碳水化合物與纖維質，會讓你有飽足感，不會嘴饞亂吃東西。時間慢慢累積以後，體重或比較肥胖的地方自然而然就會消減下來。

不管你選擇醫療整形美容的方式也好，或者健身運動的方式也罷，應該本著樂觀積極的信心持之以恆，相信讀者定能心想事成。

柒

好手氣，好腳色

四肢造型

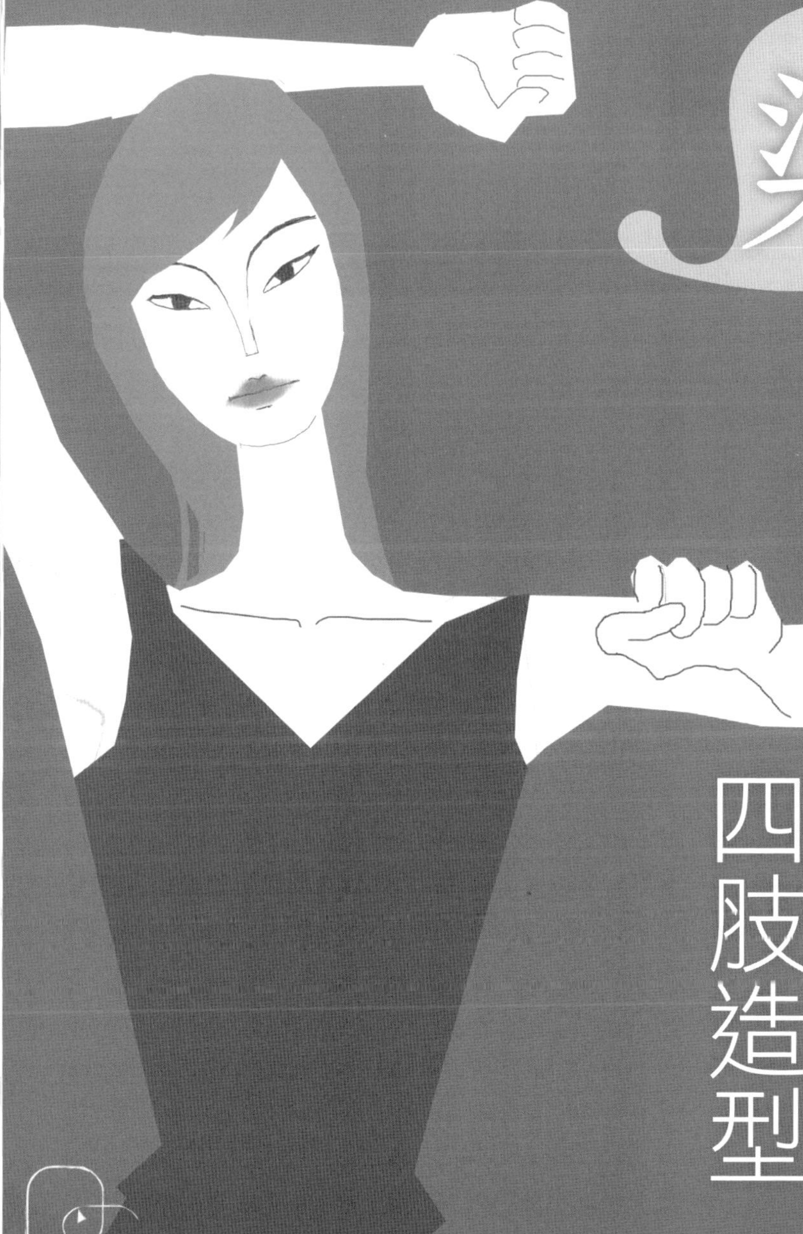

※ 富貴手

顧名思義，富貴手的意思就是教你盡量避免親自操作勞役，因為你的手不能碰到熱水冷水，不能碰到酸的鹹的，就像貴夫人一樣凡事不用自己動手。

❖成因與症狀

富貴手，不僅僅女性，男性罹患這種症狀的也大有人在。現在醫學的觀點，可能認為一定有什麼細菌病毒導致這種狀況，而我們的觀察發現與職業病有很大的關係，包括醫師、護理人員，還有很多會接觸到化學物質、化學溶劑的職業，以及美容院的美容師等從業人員，這些人因為反覆的接觸化學物質而產生過敏反應。我們也看過泥水匠，因為工作的時候會碰到水泥而導致手出現過敏或龜裂的現象。

在中醫的觀點，我們把富貴手歸咎於脾胃消化系統，從黃帝《內經》時代就已經告訴我們說脾主四肢，所以很多手腳的病變，我們處理的方向都會從腸胃系統矯正，如果腸胃系統的功能不好，也會導致手腳末梢出現一些狀況。

此外與營養的供應、血液的循環及神經的傳導，也都有很密切的關係，我們老祖宗主張脾統血，這個統即是統籌分配營養物質，其中包含運輸輸送功能，一定要把營養物質輸送供應到四肢末梢，才能維持正常的生理機能，所以貧血營養不良也容易造成這種現象。有人即使外表很壯實，依然會出現這種症狀，所以並不是瘦弱者才有的專利。

❖對治與養生

既然是因為腸胃系統造成，我們就會考量用四君子湯、五味異功散、六君子湯、七味白朮散、參苓白朮散、香砂六君子湯這些健運脾胃的處方，再考慮用丹參、竹茹、薑黃、桑枝這一類的藥物讓它走手臂。同時我們也可以用薏仁、山藥、連翹這些單味藥，薏仁、山藥有補脾去濕的作用。有時候我們會加一點養血的藥，像雞血藤。

另外要促進末梢血液循環與神經傳導，我們會考慮黃耆五物湯，它是建立在桂枝湯的基礎上，黃耆本身能夠「溫分肉實腠理」，有補氣的作用，黃耆加上當歸就是補血湯，它可以供應血液的不足，加強輸送的功能，防止乾癢的現象。

若與心臟血管有關，寒症我們會考慮四逆湯之類，熱症會用生脈飲。如果是因為肝血不足影響神經傳導發生問題，我們會考慮用當歸四逆湯，當歸四逆湯和黃耆五物湯同樣建立在桂枝湯的基礎上，但當歸四逆湯是偏向肝血不足的情況之下，用當歸補血，白通草促進血液的供應，細辛驅除寒邪。除了當歸四逆湯，還可以考慮用小建中湯，小建中湯是非常好的強壯劑，而且口感相當不錯，因為裡面有麥芽糖的成分，麥芽糖本身就是一個很好的營養劑。

除了這些藥以外，依我個人臨床的觀察，發現民間的偏方，單一味韭菜也非常好用。韭菜是一種高營養的蔬菜，也是一種強壯劑，二十世紀醫學的創世紀發明，開創了威而剛、犀利士之類的壯陽藥，實際上我們老祖宗在千百年前就體驗到韭菜就是一個強壯劑，所以才會被出家人定為五葷。一斤的韭菜分成兩次用，每次用半斤，將韭菜撿洗乾淨以後煮水，煮開以後放溫，把手浸泡在湯液裡。你也可以先把韭菜撈起來，加點柴魚，淋上醬油膏，就是一道燙青菜，一舉兩得，一般燙青菜後都把水倒掉，這是很可惜的。我們把手浸泡在韭菜水裡，浸泡幾次以後富貴手就完全痊癒了。

我上過一個電台節目，這個電台節目是高功率的節目，範圍涵蓋高屏地區。一位高屏地區的客家女士問說富貴手要怎麼治療，我當時就向她建議用這樣的方式處理，後來我再上這個節目的時候，這位客家老鄉就講說她非常肯定張醫師提供的處方，這種民間偏方肯定有效，讓我感到相當欣慰。這種治療方式不是我自己閉門造車想出來的，我們是根據不斷的臨床實驗而後肯定它的療效。

除此以外，有人將我們開發的美容方用於富貴手的治療，效果聽說百靈百驗。美容方又叫做美白方，成分是藁本、白芷、天門冬三味藥，用來美容美白，可以把臉部的黑斑、雀斑或黑色素的沉澱物消除掉。需要調敷雞蛋白或蜂蜜或苦茶油，當然單純用白開水也可以，不過以苦茶油的效果最佳。

我有一位學生，海洋大學畢業，原任教於某私立高商，他將我開發的美容方再添加一些材料，做成軟膏狀販售，由於口碑甚佳，產品供不應求，他乾脆辭去教職，專心經營他的美容事業，獲利頗豐。將美容方用於治療富貴手，經過我的觀察發現確實有效果。

另有一種藥膏叫做紫雲膏，由當歸、紫草與麻油組成，現在很多製藥廠都有生產。基本上配方一樣，差別在於製作的過程有沒有遵古法炮製，我們發現用紫雲膏治療富貴手的效果相當不錯。之前我們提到很多醫護人員或是需要接觸化學製劑的工作人員，會因為接觸這些東西而導致皮膚病變，相當擾人。當然現在有手套做為防護，但是材質不佳密不通風，雖然不用直接接觸化學製劑，卻會因為密不通風而導致症狀越演越烈。人體不管任何部門都需代謝，塑膠手套阻礙你的皮膚呼吸，反而讓富貴手變本加厲。

我們用紫雲膏塗擦患處，反應相當好，但是有個缺點：小朋友不喜歡麻油的味道，有一句話說物極必反，太香的結果就變成臭了。

有人一輩子與富貴手結緣，始終怎麼治療都擺脫不掉。西醫的處置方法是塗抹一些潤膚的藥膏，藥膏裡大多含有類固醇成分，擦了好像有效。但不擦之後又沒效。而且類固醇成分會透過皮下血管去到人體其他部位，有的時候本來只是單純的富貴手，結果反而造成嚴重的皮膚問題，甚至導致膀胱泌尿系統的病變，那是划不來的。

治療富貴手要說簡單也是滿簡單的，要說棘手也是很棘手，臨床上經過我們這些方式的處理以後，療效可是有目共睹，尤其使用單一的韭菜水，就可以把陳年痼疾解除，真是惠而不費。不止如此，它對皮膚搔癢也很有效。

※ 指甲變形

我們的《內經》裡有談到「肝主筋，其華在爪」。我們五臟各管不同的層次，肺主皮毛，心主血脈，脾主肌肉，肝主筋，腎主骨。肝所管的層次是筋，而表現在爪——也就是指甲。老祖宗觀察到，從指甲的形狀與色澤，就可以看出你的肝臟功能正常與否，指甲基本上是形成四十五度的弧度，而且上面一定有釉，釉就是光澤的意思，就像陶瓷最後的一道工程就是要上釉，上了釉以後再去燒，燒出來的成品就會非常有光澤而美麗。

現代的女性當然都會用一些蔻丹之類的指甲油，會不會對指甲造成破壞，我們沒有觀察，不過如果成分是天然的東西，自古以來老祖宗即已使用到現在，對人體應該不至於有任何不良影響。

❖成因與症狀

如果指甲變形，或者呈現條溝狀或橫紋狀，或斷裂或粗糙等等，都表示肝臟機能已經出現警訊，提醒你不能再過度疲勞了。因為過度疲勞會消耗肝臟儲存血液，最後導致肝臟從發炎到腹脹、到硬化、到腹水等等漸進式的惡化。所以指甲變形或是其他奇怪的現象，就表示必須隨時注意自己的身心狀態，不可過度耗損。

老祖宗從指甲觀察肝臟功能，所以我們通常會從指甲的形態與顏色、光澤度來幫助我們臨床上的診斷。指甲最深層的一段通常會有個半月紋，有的人連半月紋都找不到，半月紋也算是身體健康程度的一種指標。

指甲容易斷裂，肯定與攝取的營養物質有關，而且很可能缺乏磷鈣的成分。

❖對治與養生

指甲容易斷裂，我們會考量供應肝血的處方，再加一些含有磷鈣成分的藥材或食材，例如小魚乾、魩仔魚、豬大骨等，這些食物含有豐富的磷鈣成分。我們可以將小魚乾拌炒蘿蔔乾、辣椒、蔥、蒜與花生米，平常可以當小菜配稀飯。魩仔魚的營養價值很高，但要小心，有些不肖商人為了讓魩仔魚看起來又好又新鮮，竟然添加染色的螢光劑之類來保持色澤，這些添加物會對人體的肝臟機能會造成嚴重的負擔與破壞。

其實很多食材也一樣，黃花菜又叫金針花，學名為萱，黃花菜應該帶點暗暗的紅色，可是你會發現市場裡賣的黃花菜都是鮮豔的金黃色，肯定有經過染色的處理。紅棗應該是皺皺扁扁的，如果你到藥材行或市場，看到紅棗表皮光亮而膨大飽滿，一定有泡過水或其他溶液。一樣的道理，枸杞基本上應像金針花一樣暗暗的，如果你發現它是鮮紅色，表示一定有染色。這些食材吃進體內不僅沒獲得營養，反而給自己的肝臟帶來無窮盡的麻煩，這是非常不值得的。

指甲不管是變黑或變形，基本上我們都是用養肝血的處方。養肝血的處方第一首選就是逍遙散或加味逍遙散，因為它有補肝血的作用。我們可以用佛手散讓它走手臂或是用黃耆五物湯，再加丹參、竹茹、桑枝、薑黃讓它能夠到達手指的末梢，另外還可以加上雞血藤、阿膠等加強補血的作用。原則上，吃了幾個星期的藥物以後，指甲的顏色、形狀或斷裂的狀況就會獲得改善。

※灰指甲

這也是個令人相當困擾的問題，我認識一位中醫同道，他的十根手指就像堆了十堆鳥糞一樣，有礙觀瞻而且潛藏隱憂。前面說過，中醫認為肝主筋，其華在爪，指甲的病變反映出身體健康的狀況。

❖成因與症狀

為什麼會產生灰指甲，早期如果說是衛生習慣不良造成，那是無可厚非，現在有可能嗎？答案應該是否定的。現在的人會有灰指甲，我倒認為與過度疲勞關係較為密切。

《內經・靈蘭祕典》裡說「肝為罷極之本」，什麼原因呢？就是因為過度疲勞。過度疲勞會影響肝血的供應與儲存，我們介紹過肝的作用是藏血，就像銀行或倉庫一樣，在你需要的時候就會把儲存在肝臟裡的血液釋放出來，滿足身體任何部門的需求；一旦過度疲勞，就不能把血液供應到指甲，導致指甲變色、變形或折斷，更嚴重就變成灰指甲。

我曾於林口長庚服務時看過一個病例，這位女士在台北某醫院看灰指甲，服藥一段時間之後，灰指甲沒有改善，反而引發肝癌病變。後來經由別人介紹到我這裡來看肝病，可見灰指甲與肝息息相關，我記得這個病例我大概只花了兩個多星期的時間，就讓她的症狀明顯改善。還有一位住在楊梅、七十出頭的徐太太，灰指甲也是嚴重且已多年，而且不只有灰指甲的症狀，還包括骨刺、退化性關節炎等，她很有耐心花了相當長的時間配合治療，在治療的過程中，灰指甲竟然完全好了。

❖對治與養生

就如先前所言，我們一定要朝補充肝血、強化肝臟的機能來處理。另外我們也可以配合外用的藥物，外用藥物裡由苦參子雀屏中選，苦參子也叫做鴨膽子，性味苦寒，是很好的天然抗生素，苦參子也能治療由細菌病毒引起的下痢。

附帶一提，黃芩、黃連、黃柏、大黃、梔子、苦參子這類大苦大寒的藥材，都是天然的抗生素，不但對細菌病毒引起的拉肚子有很好的消炎作用，也是一種非常好的所謂抑制免疫功能的藥物。

所有大苦大寒的藥都有抑制免疫功能的效果，如果我們要增強免疫功能，就必須用一些健脾補氣的藥，像四五六七系列以及山藥、玉竹、黨參、黃耆等，如果你的免疫功能過高，就必須用免疫功能抑制劑。現代醫學的免疫功能抑制劑未必會有很好的療效，如果我們用芩、連、柏、大黃、梔子這一類的大苦大寒藥，就能夠發揮良好的抑制作用。

對付灰指甲，苦參子綽綽有餘。不過問題來了，苦參子需先搗碎，凡是搗過苦參子的臼，不管是鐵鑄造的臼，或銅鑄、木製的，必定會留下苦味久久不去，不管你如何清洗，隔幾天之後再用同樣的臼搗其他的藥物，那些藥物就會混合著苦味。苦參子實在太苦，多數藥房的朋友不太願意幫忙。不過現在濃縮的科學中藥裡，就有苦參子的科學藥粉。

我們用苦參子調白醋，再用棉花球或棉花棒沾了以後點在灰指甲上面，發現療效相當不錯，而且即使沒有效果，也不致引發其他副作用。至於療程要多久因人而異，因為還要患者本身多方面的配合，包括生活起居、飲食習慣以及避免過度勞累等等，否則的話，想要痊癒就比較困難了。

❊ 香港腳

香港腳肯定不是從香港傳來的，為什麼會叫做香港腳，到現在為止我們也不得而知。

記得有一位非常有名的大文學家，本身是華僑，據說他寫文章的時候，如果有人幫他搓香港腳的話，因為越搓越爽，越搓越舒服，文思靈感就會像泉水一樣湧現，所以他寫文章時最好有人幫他搓香港腳，曠世佳作才能夠因此而誕生。這麼說來好像有香港腳未必一定是壞事，起碼有人能夠因此觸動他的靈感思考活潑流暢，當然這是不是事實也有待讀者求證。

❖成因與症狀

以現在的醫學觀點認為，香港腳可能是黴菌之類的寄生，不容易痊癒。早期軍部隊裡有一種藥膏，味道很臭，專門針對此來治療，後來無聲無息，因為療效不甚理想。有香港腳的人往往會和它結伴很長的一段時間，甚至終身都有可能。

站在中醫的立場，肯定多會歸咎於濕與熱。人的體溫三十六度半到三十六度八，如果過度或頻繁的吃進冰冷的食物，體內的濕與熱不能夠透過皮毛或其他管道代謝出去，就會導致局部的組織發生變異。而濕的性質比較重，會往下走，所以香港腳出現在腳的機會比較多，而且大部分都在腳趾縫裡，伴有搔癢的現象。

❖對治與養生

既然瞭解發病的原因是與濕熱有關，我們用藥處方就一定會朝向清熱利濕的方法來處理。很多人喜歡用龍膽瀉肝湯，這的確是清熱利濕的方子，有龍膽草、梔子、黃芩，這些都是大苦大寒，具有清熱的作用，木通、澤瀉、茯苓這些是利濕的藥，可是木通屬馬兜鈴科，使用不當會造成馬兜鈴酸的沉澱，對腎臟功能多少會有影響。

我個人不太喜歡用龍膽瀉肝湯這類的處方，當歸拈痛湯可以用，它有清熱利濕的作用，還可以促進血液循環，但我個人觀察發現，用豬苓湯的效果最理想。現代人常穿襪子，有些質料不是純棉的，不透氣，腳整天悶在很小的空間裡，與古代纏足沒什麼兩樣，所以很多人還沒有演變成香港腳之前，腳就臭得很厲害了。腳臭處理的方法也一樣，除了豬苓湯以外，要往下走，我們會加懷牛膝、薏仁、車前子等，再參考連翹、土伏苓、百部等解毒抗菌。

土茯苓在藥物文獻裡特別強調能夠治楊梅毒瘡，梅毒是很頑強的一種病毒，屬於淋病的範疇，連頑強的病毒，土茯苓都能夠抑制或殲滅，可想而知用於香港腳就是牛刀小試了。至於百部，文獻記載能殺百蟲，老祖宗相當不簡單，在沒有顯微鏡的時代就知道裡面一定有細菌病毒，我們不僅僅用百部治療香港腳，由毛滴蟲、念珠菌或黴菌的感染造成女性的帶下，加了百部以後效果相當不錯，甚至咽喉部的不適也可以用百部。

基本上，我們用這樣的處理方式治療香港腳，成效顯著，不過應當配合盡量不要穿著品質差的鞋子或襪子，或是多穿涼鞋、拖鞋之類，讓腳丫子的皮膚能夠透氣，這樣就可以告別香港腳了。

※ 臭腳丫

會有臭腳丫的現象，多與濕熱、體質和飲食習慣等有關。

❖成因與症狀

臭腳丫與前一節香港腳有點類似，病因多與濕熱有關，差別在於香港腳會有癢的症狀，而臭腳丫比較沒有癢的感覺。當然臭腳丫的原因不一定是濕熱所引起，可能與體質也有很大的關係。

我發現現在很多的成年人或小朋友幾乎都會穿襪子，襪子的材質很多都是些尼龍或聚酯纖維，這些材質的襪子往往密不通風，再加上鞋子的透氣度不夠，讓腳丫子整天悶在鞋子裡面不能充分的發散透氣，久而久之，造成腳丫子散發出來的味道跟早年的鹹魚一樣臭。當然飲食上的習慣還是有影響，應當盡量避免冰冷的東西。

❖對治與養生

在治療上，我們必須用些健脾佐輔利濕的藥物，四五六七系列的處方可以考慮，另外還有豬苓湯、五苓散或茵陳五苓散等，像茵陳五苓散裡有白朮、茯苓，加人參與甘草就是四君子湯，再加陳皮就是五味異功散。另外我們還是可以用懷牛膝，再加薏仁、連翹，因為連翹是很好的天然抗生素。除臭的部分我們也可以考慮土茯苓、百部這類的藥材。

另外我們也可以配合外用藥，像細辛、白芷還有其他芳香的藥物如木香、香附、冰片等，不用冰片的話，薄荷腦也可以。把它們磨成粉，然後在穿鞋子之前先灑一些在腳趾縫裡，一方面有吸收水份的作用，一方面又有止癢的效果，一整天下來都能夠保持乾爽無異味，雖然一樣還是穿著襪子，但除臭效果高達百分之七、八十以上。當然也可以加少量的明礬，同時我們的冰硼散也是非常好的選擇，冰硼散用在香港腳很有效，用在臭腳丫也一樣好用。

現在也很流行泡腳，我們先前介紹那些內服或外用的藥材，其實也是非常好的泡腳藥材。我們常常會用到懷牛膝，因為要讓它往下走，白芷、細辛、甘草、車前子、金銀花、連翹等材料都可以拿來泡腳。把它們放在鍋子裡煮，滾了以後裝入一個容器，等適溫以後，再將雙腳放進去浸泡，這樣也能夠達到治療的效果，諸如此類。

我們用多管齊下的方法，就可以擺脫臭腳丫的困擾，不過還是應該考慮襪子與鞋子的材質，所謂一分錢一分貨，寧可選擇價格貴一點但品質良好的產品，確定使用以後沒有不良反應的襪子和鞋子。先防患於未然，就沒必要費盡心思找尋治療的方法。

※ 雞眼

雞眼長在腳的周邊或腳底，當你穿鞋走路時，會不停的壓迫刺激到雞眼的地方，那種痛感非常困擾，雖然不可能有生命危險，但是會讓生活品質受影響。

❖成因與症狀

現代醫學找不到會長雞眼的原因，我在想這還是與飲食有絕對的關係。就像灰指甲、香港腳一樣大部分都是因為濕熱所引起，常吃一些對你的體質不太合適的食物或藥物，也有可能導致腳底或周邊出現這種所謂雞眼的情況，面積不大可是造成的困擾不小。

❖對治與養生

現代醫學透過外科手術的方式把雞眼挖掉，結果往往斬草不除根，春風吹又生，不用太久又長出來了。就像我們有一味藥材叫做香附，以前在鄉下到處都是，它的根部埋在土壤裡，你只是把它拔掉，沒有把根除掉，不用三、五天的光景，很快又長出來了，所以雞眼挖掉以後它還是再長。

有人用各種方法，包括用香點，結果我們的觀察發現根本沒有明顯的效果。我們用苦參子搗貼就不一樣了，先前講到灰指甲，提到用苦參子粉治療，而治療雞眼最理想的方式也是用苦參子貼在雞眼的地方，我們的觀察發現，大約三次雞眼就能根除。

❊ 腳部皮膚龜裂

早期的鄉下連鞋子都沒得穿，何時會穿鞋子呢？我記得是督學大人要來學校考察的時候才會配合一下，事實上我們也不是穿鞋子上學，而是把鞋子掛在肩膀上去學校，督學來的時候把鞋子穿上，督學一離開，馬上又把鞋子脫掉。

❖成因與症狀

早些年的人因為腳丫子一年四季都是赤裸裸的，一到冬天，腳掌、手指、嘴唇不龜裂才怪，這就是因為當年的營養條件與居住環境才會出現這種現象。現代皮膚龜裂的人也不是沒有，我們就看過整個下肢皮膚龜裂，手臂也有。

大部分皮膚科醫師診斷的結果認為可能是屬於毛囊炎之類，不管怎麼樣，這與食物營養絕對有關係。

❖對治與養生

宋朝陳自明先生的《婦人良方大全》裡有特別提到腳跟是足少陰腎經經過的地方，足少陰腎經的第一個穴道就是在我們腳底的正中央，叫做湧泉穴，從湧泉穴開始，走到腳跟，然後沿著身體內側一直往上走。所以一般處理腳跟龜裂或腳跟疼痛，一定會朝作用在足少陰腎經這一條經絡的方向上處理。陳自明先生認為可以用大劑量的腎氣丸或六味地黃丸，腎氣丸裡面有桂、附這些比較燥熱的藥物，如果是因為體質虛寒所造成，用這些強烈的熱性藥物無可厚非，如果是熱性體質，就要用六味地黃丸之類。

另外，如果是由於食物營養的吸收與供應有問題，我們就要考量用健脾補氣的處方用藥，四五六七系列以外，再加懷牛膝往下走，然後山藥、薏仁、阿膠、雞血藤等健脾補氣補血的藥物都可以參考。

當然也可以配合外用藥，外用藥中最有效的就是白芨、白芷、白斂，可以調苦茶油塗擦，改善的效果會很明顯；尤其白芨這味藥，它的黏著性在所有的藥材裡應該是最理想的一味。另外我們的紫雲膏也是相當不錯。這些藥材在中藥房裡都有，不妨自己動手ＤＩＹ，反應效果相當不錯。

※ 靜脈曲張

靜脈曲張的血管像蚯蚓一樣，有的比蚯蚓還粗，像手指一樣突顯在皮下，大大影響到外觀。如果更嚴重的話還會導致疼痛，甚至可能有爆裂之虞。

❖成因與症狀

靜脈曲張其實男女生都會有，不過以女生居多，很可能是因為妊娠懷孕的時候，上半身的重量壓迫到下半身，導致靜脈曲張的現象高於男性。生兒育女是女性的天職，雖然不是所有的女性都會出現明顯的症狀，但或多或少都會有，只是程度上的不同。

職業病也是導致靜脈曲張的原因之一。記得我在衛生署中醫藥委員會擔任執行祕書的時候，曾經做過職業病的調查，大多數工業區裡的作業員從早上八點鐘開始上工，到晚上八點鐘才下工，一整天十二個小時裡，扣掉吃中餐、晚餐大約一個小時的時間，其他十一個小時都是用站姿工作。從早上站到晚上，靜脈血液的回流一定會受到影響。

如果是男性，不僅會有靜脈曲張的問題，在職業病調查裡還發現一百個男性中有七十個會有疝氣的症狀出現，本來疝氣是男性生殖泌尿系統的專有名詞，可是現代醫學把女生在鼠蹊部的地方出現的硬塊或類似淋巴組織的結節也稱做疝氣，實際上我們中醫男女有別，女生不叫疝氣，稱為瘕聚，男生才叫做疝氣。

❖對治與養生

嚴重的靜脈曲張會讓你走路時感覺疼痛或腫脹，有的甚至會破裂。現代醫學大概會透過外科手術或雷射處理，事實上反應效果並不是很好。現在也有許多標榜各種功能的彈性繃帶或褲襪之類的，把局部曲張的部分束緊，似乎可以減輕靜脈曲張的外觀或疼痛，事實上那也只是治標的方法。

在中醫傳統醫學領域裡，處理這一類的症狀大概會用一些走肝經以及活血化瘀的處方用藥。不過如果是在懷孕階段，因為有些藥對孕婦胎兒有不良的影響，所以有些藥就不能用，譬如懷牛膝或川牛膝，其他處方部分倒是還好。

一般我們最常用的處方是小建中湯，裡面含有麥芽糖，是一種強壯劑，所以我們首選的方劑會考量到它。我們提過，小建中湯甚至連骨癌的症狀都能夠改善到相當的程度。有個屏東農業科技大學獸醫系的女生，右髖關節長了一顆比葡萄柚還大的惡性腫瘤，也可以稱為骨癌，經過某大醫院的開刀挖除掉以後，又發現積水與積血，他們評估要開第二次刀或採局部麻醉的方式，用一根很粗大的注射針筒把積水與積血抽掉，不管哪一種處理方式，危險性都相當高，而且如果還有第三次、第四次該怎麼辦？我們用小建中湯，再加像懷牛膝、丹參、薏仁、澤蘭、金錢草這一類活血化瘀與利水作用的藥以後，她積水積血的症狀整個改善。

相同的道理，我們也可以用這樣的方式，選擇當歸四逆湯，它也是非常理想的處方，只不過因為當歸四逆湯現在很多的科學中藥裡用的不是白通草，而是木通，白通草是五加科植物，木通是屬馬兜鈴科，前面提過在SARS肆虐階段，有一位中醫每天吃龍膽瀉肝湯，龍膽瀉肝湯裡就有木通，結果導致要洗腎的地步。

當歸四逆湯如用木通，口感會比較差一點，木通本身蠻苦的。還有細辛，細辛口感有點麻，也是屬馬兜鈴科，當年華佗在替關公刮骨療肌的時候，麻醉藥裡一定有細辛或白芷，茄科植物像喇叭花這些都有麻醉的作用。當歸四逆湯含有這兩味藥，口感就比較差，不像用白通草，它不會有什麼味道，早年沒有保利龍與塑膠成品的時候，很多的工藝品都是用白通草，甚至阿嬤的針線包，最簡單的方法就是弄一節白通草，針插在上面就像針線包一樣。

當歸四逆湯是建築在肝血不足的情況之下，當歸四逆湯有當歸、芍藥，這就是四物湯的二分之一，另外有桂枝湯五味藥裡的四味藥，就有五分之四，再加之前的白通草、細辛，我發現當歸四逆湯不僅能治療靜脈曲張，對現代醫學所稱的「雷諾氏症候群」也有非常好的效果。像牛膝能往下走，丹參、薏仁、澤蘭、金錢草有利水的作用，而且丹參、薏仁能化瘀還有止痛的效果。當然我們也可以用延胡索，它有很好的止痛作用。

除了積極方面選用這些方劑來治療外，在消極方面，因為現在的女性，你要叫她不吃冰、不吃寒涼的東西好像很困難，但是一吃了這種冰冷的東西，人體的肌肉血管神經馬上產生收縮的反應，這一緊縮，下肢的血管就會產生擠壓的現象，再加上上身的重量壓迫，很容易造成像蚯蚓一樣靜脈曲張的症狀，所以在消極面上，飲食忌口相當重要。

至於職業部分，很多工作場所是需要你站著操作機器或服務，這會加重靜脈曲張的嚴重性，除非離開那種工作場所，不過這似乎不太容易。不論如何，變換職業對這種症狀的產生以及治癒多少都有幫助。

※ 鳥仔腳與蘿蔔腿

兩隻腳瘦得像竹竿，也有人說像小鳥的腳一樣，這已經不是單純的美觀問題，還涉及生兒育女傳宗接代的問題。有人因腳細如鳥而苦惱，相對的也有人因腿粗似象而發愁。

❖成因與症狀

如果小腿肚瘦瘦細細的像竹竿一樣，我們幾乎可以肯定與腸胃系統包括消化吸收有很大的關係。我們老祖宗講了一句話，說「脾主四肢」，脾當然是指廣義的消化系統，它是管我們的手腳，因為我們的腸胃接收了飲食的供應，需經過消化與吸收，脾是主運化，會把食物的營養輸送到人體每一個組織與器官，當營養輸送到手腳的量不夠時，就會影響到造肉的機能，這樣就會出現小腿肚瘦細得像鳥仔腳一樣。

天底下的事往往因人而異，有人的小腿瘦的像鳥仔腳一樣，有的人偏偏像大象腿或蘿蔔腿。會有這樣的差異，我們可以先瞭解上一代的體型，因為家族的遺傳基因會決定下一代的體型，當然這不是絕對，但是大多數是如此。

❖對治與養生

對鳥仔腳，我們會用健運脾胃的藥。健運脾胃的藥最理想也最常用的不外乎四君子湯、五味異功散、六君子湯、七味白朮、參苓白朮散、香砂六君子湯等的處方，當然往下走，我們就要用懷牛膝。我們也可以用山藥、薏仁、丹參這類促進營養吸收的藥物，這樣就可以使藥效達於下肢發揮作用，鳥仔腳就會漸漸長肉了。

另外，我們民間有一帖最常用的，就是所謂的四神湯，不同店家的配方會稍稍有點出入，最基本的不外乎睡蓮科的芡實、蓮子，禾本科的薏仁，有的人會加茯苓片，因為茯苓片有利濕的作用，有人還會加白果，白果有收斂的作用，但口感不是很好，所以說各家的配方不一。

四神湯是後代民間流行的處方，不管男女老少都能夠食用，有人放排骨，有人放豬小腸，放這兩樣的機會比較多，燉雞翅膀雞腿的機會比較少。放這些肉類的作用當然是為了增加蛋白質的供應量，偶而食用一帖，不止可以飽餐一頓，還能健脾益氣，何樂不為？

對這些瘦弱纖細的人，我們會透過健運脾胃的方式讓他的消化吸收功能好一點。老祖宗實在了不起，他們會在眾多藥材裡選擇一些能對腸胃消化系統發生作用的藥物，比如人參、茯苓、白朮、甘草，合稱為四君子湯。

在張仲景先生的《傷寒金匱》裡，有一方名為理中湯，有人參、白朮、乾薑、甘草，這是針對脾胃虛寒的人設計出來的處方，不過有人吃了理中湯以後會有一種反應，比較敏感的人甚至會嚇一跳，因為乾薑是大熱的藥，服用過後，有人會感覺肚子熱熱的，腹腔中有一股灼熱感。

一般任何的局部組織如果出現灼熱感，我們通常會判定在這局部可能有炎症現象，所以十之八九的病者就不敢再吃了，這樣子的話，正好就像行百里而半九十一樣前功盡棄。我們認為吃了這些溫熱性的藥會有這種灼熱反應，其實是一種正常也最理想的反應，我們也應當事先向病者說明，免得病者會產生害怕的心理。

宋朝的陳師文醫師有鑑於歷朝歷代一些很好的處方，因病患服用以後產生疑慮恐懼，於是把這些處方逐一拿出來仔細的評估、研究與實驗，他覺得如果把理中湯的乾薑換成茯苓片，變成人參、白朮、茯苓、甘草，每一味藥就像謙謙君子一樣溫柔敦厚，所以理中湯去乾薑換茯苓，就被稱為四君子湯了，它有健運脾胃的作用，而沒有理中湯服了以後會有灼熱感的反應，讓人產生心中不安的現象。

從四君子湯逐漸變化發展，加陳皮，名為五味異功散，再加半夏，叫做六君子湯。四君子湯再加木香、霍香、葛根即是七味白朮散，六君子湯加香附、砂仁或霍香、砂仁，叫做香砂六君子湯。當然我們的山藥、薏仁、蓮子等這類健脾胃的藥，對營養的吸收與供應都有很理想的效果。

大象腿我們之前提過，要讓它瘦下來，最快速有效的處理方式大概就是透過現代醫學的抽脂，包括大肚皮也是一樣，這種抽脂的方式可以把沉澱在某一局部過多的脂肪很快的消滅下來。不過如果你好吃又懶得動，很快的就會比原先的樣子更胖更嚴重。其實不管用何種方式減重，飲食控制最重要，而且要配合不斷的運動，因為運動會透過能量的消耗而燃燒到脂肪，這才是維持身材的不二法門。

捌

驅逐內亂份子

體內美容

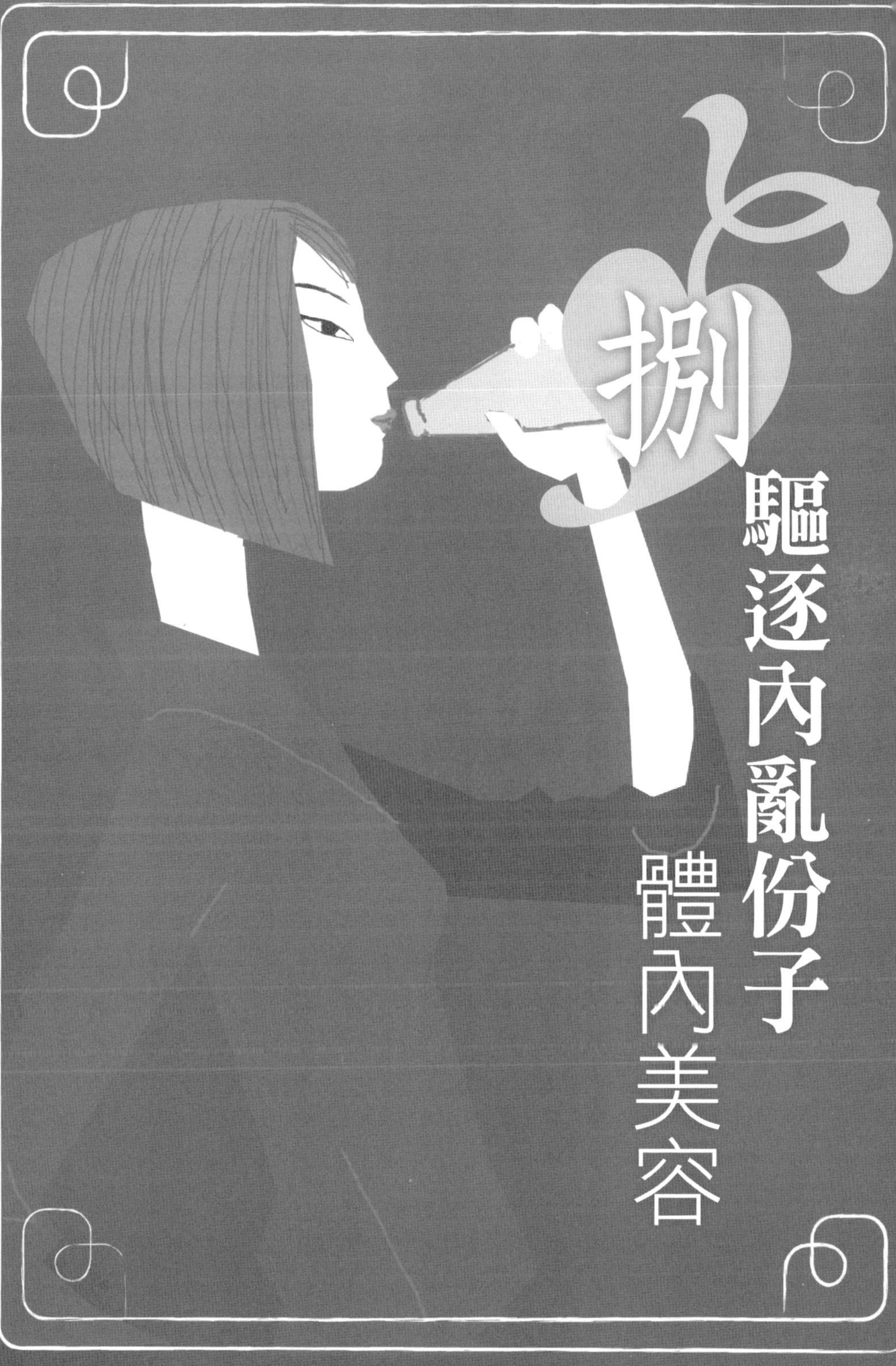

※紅斑性狼瘡

紅斑性狼瘡是現代醫學名詞，英文簡稱為SLE。早期的紅斑性狼瘡大部分以女生居多。中醫認為人是以腎為先天，但有很多文獻也說女生以肝為先天，肝主管儲藏血液，所謂「肝藏血」，所以這種疾病在早期較容易發生在女生身上，不過後來男生也慢慢的受到波及。

❖成因與症狀

這種疾病與血液的變化有關，一般發生的原因以外感引起最為常見，因為風寒外感多屬濾過性病毒，會破壞人體的血液系統，表現在人體的皮膚，尤其在臉部顴骨的地方。

我們的老祖宗將臉部每個部位和內臟組織聯繫起來：如天庭可以相應於咽喉部以上；兩眉正中央叫做闕，闕中屬於呼吸系統，即指肺，闕下是山根，山根屬心，鼻梁叫做年壽，年壽屬肝膽，鼻準頭就是我們的脾胃系統；兩顴相應於兩腎，顴下和顴內是大小腸。

傳統醫學認為紅斑性狼瘡與腎有直接關係，在黃帝《內經・靈蘭祕典》中提到說「腎為作強之官」，用現代醫學用語詮釋，作強的意思就是指免疫功能或防衛系統，因為外感的濾過性病毒破壞了免疫功能，影響到防衛系統，抵抗力降低而出現一系列的症狀，除了在顴骨臉部的皮下出現蝴蝶斑以外，也會有咽喉部的疼痛，而關節部分，尤其是手關節，也會因為受到病毒的侵犯出現疼痛的症狀。

除了外感，第二個原因就是疲勞過度，在〈靈蘭祕典〉裡提到「肝為將軍之官」，將軍就是指防衛系統，也是我們的國防力量。越是勞累，免疫功能就越低下，抵抗力減弱，病毒就容易乘虛而入，將軍沒有打仗的能力，那些濾過性病毒當然就為所欲為了。人體有生理作息，超過十一點就寢就是晚睡，越是熬夜，防禦功能就會越衰弱。

第三個引起紅斑性狼瘡的原因是飲食習慣，這也是一個非常重要的因素。現在市面上有很多食物摻有食品添加劑、防腐劑、色素或人工甘味等等，少量的話不會產生不適感，可是日積月累下來，肝臟就無法負荷了。肝臟除了幫我們打仗之外，同時還是個解毒的單位，經年累月累積了那些人體沒有需求也無法代謝的東西，最後當然就會影響到肝臟。

除了食物中所含的人工色素、防腐劑、添加劑或農藥以外，還有一個容易被我們忽略的就是藥品。現在的藥品幾乎都是用化學合成的方式製造，這些化學藥劑對肝臟、腎臟影響頗大，例子屢見不鮮：新聞媒體報導過某一醫院護理長的六歲兒子，因為感冒咳嗽發燒服用類固醇藥物，最後竟面臨洗腎的地步。我們有一位劉姓小男生，小學三年級，吃了一顆感冒藥，結果整個眼睛腫起來，很顯然的這顆感冒藥影響了肝臟，因為傳統中醫告訴我們說肝開竅於目；另有一位還沒上小學的江姓小女生，吃了兩天的感冒藥，一滴尿液都沒有，這也很明顯的表示這個感冒藥直接影響了腎臟的過濾功能。

更離譜的是，在我們的病例裡，很多原先吃類固醇的病患竟然加吃奎寧。奎寧在早期是用來抗瘧的，居然也用來治療紅斑性狼瘡。在我的病例個案中，發現奎寧會產生溶血反應。這位患者要到非洲肯亞做生意，知道非洲的公共環境衛生比較差，所以出發前先服用奎寧，希望能達到預防的作用，結果回國後感到相當疲倦而且頭暈目眩，他就覺得很納悶，懷疑是不是肝臟有問題。檢查結果肝功能指數還算正常但出現惡性貧血，男生的血紅素正常值在十四以上，他的竟低到只剩下四左右。再深入檢查，包括骨髓穿刺、核磁共振等都找不出原因，最後才想到可能是因為奎寧所造成的溶血反應。

治療紅斑性狼瘡居然拿奎寧給病人吃，我不知道他們的用意何在，心態如何，紅斑性狼瘡本身就是血液病，結果又用奎寧治療，若引起溶血反應，這不是未蒙其利，先受其害嗎？

❖對治與養生

我們處理這種疾病，因為考慮兩顴兩腎的關係，所以常常會選擇作用在腎臟方面的藥物，包括腎氣丸、濟生腎氣丸、右歸丸、左歸丸等。如果是屬於寒症，這些方劑都能夠發生作用，因為右歸丸、腎氣丸裡都有桂、附這類溫熱性的藥物；如果是熱症，這些方劑就不太妥適，唯一只有左歸丸可以考慮，因為左歸丸沒有桂、附。知柏八味丸也是同類的處方。

如果是因為肝的關係，不管是藥物引起或外感造成，我們可以考慮用逍遙散系列，尤其是加味逍遙散，裡面有牡丹皮能瀉血中伏火，對血液的調解變化有很明顯的效果。如果是因為濾過性病毒所致，我們會考量用抗病毒的藥物，連翹就是一味非常好的大然抗生素，另外我們的金銀花屬忍冬科，它連腫瘤病都能產生很好的效果，當年SARS肆虐階段，我們就用金銀花、連翹、魚腥草這幾味藥對抗SARS病毒，獲得相當不錯的療效。

除了用逍遙散、加味逍遙散以外，我們也可以選用小柴胡湯，因為小柴胡湯裡的黃芩也是非常好的消炎抗病毒藥物。

紅斑性狼瘡是血液病變，與吳鞠通先生在《溫病條辨．上焦篇》提到的所謂「氣血兩燔」這種症狀有點相似。氣血兩燔是指傷寒發斑，是由廣義的外感濾過性病毒所造成，皮膚會成斑成塊，像天上雲彩一朵一朵的就叫做斑，如果是出現像蚊子叮咬般一點一點的就叫做疹。前面提過錢乙先生在《藥證直訣》裡明確的告訴我們肝是水泡，心是斑，脾是疹，肺是膿皰，而腎臟基本上不應該出現症狀，現在兩個顴骨出現的是紅斑或蝴蝶斑，而不是像小兒科的胎毒出現皮膚黑色的色澤，我們會選用一個方叫做玉女煎。

玉女煎是從白虎湯發展出來的，白虎湯加人參叫白虎加參湯，白虎加參湯去知母再加竹葉、麥冬、半夏就變成竹葉石膏湯。玉女煎保留了白虎湯的石膏和甘草，加了作用在血液方面的地黃，地黃是一味很好的補血藥，如果是生地黃就有很好的涼血作用。

既然紅斑性狼瘡是血液病，就需要類似像牡丹皮瀉血中伏火，需要像連翹、金銀花對抗病毒，而皮下顯現蝴蝶斑，就同《內經》講的「熱傷陽絡則吐衄，熱傷陰絡則便血」，當因外感而發燒，就會導致血液呈現充血現象，血管一擴張，皮下就會出現紅斑。所以我們常常提到，很多病變，包括紅斑性狼瘡，往往都是因為外感引起的，道理就在這裡。

對於紅斑性狼瘡，有時候我們會選用玉女煎，然後加一點桑白皮，因為肺主皮毛，用桑白皮瀉肺熱，用玄參搭配地黃加強涼血，用銀花、連翹清熱解毒。我們用這樣的處理方式，幾乎都能夠使紅斑性狼瘡藥到病除。

到目前為止，對於紅斑性狼瘡，現代醫學只會給你一張重大傷病卡，因為他們認為這種病不可能治好，他要你吃一輩子的藥，對那些病人我覺得非常的惋惜。

我也覺得有時現代醫學的處理方式非常可笑，就像我們看過好幾例出生嬰兒，經過血液檢查，發現甲狀腺低下，就宣判這個小寶寶要一輩子吃藥控制，結果我們給他吃一星期的藥以後再抽血檢查，甲狀腺指數完全正常。有一個病例是三峽一戶開計程車為業的林先生，他的小寶寶就是甲狀腺低下，結果吃了一星期的藥以後就恢復正常了；另外一位中壢桃園的小寶寶，不到一歲就因中性顆粒球數量不夠而被告知須終身服藥，結果我們給他吃了三至四星期的藥以後，中性顆粒球也完全正常了，他的阿嬤還懷疑，是不是醫院檢驗錯誤，又換另一家榮民總醫院再做檢查，果然中性顆粒球指數完全正常。

有時候我們非常感嘆，並不是我們否定現在的科技，但畢竟機械是死板的儀器，人本身是活生生的生命，而且人的抵抗力是用肉眼看不到的。在黃帝《內經》時代就已經有所謂的免疫功能問題，在很多不同的場合會有人問起中醫有沒有免疫功能這個名詞，我說雖然免疫功能是現代醫學的名稱，可是早在《內經》時代就有一句話說「正氣存內，邪不可干」，也就是說你有充分的抵抗力和正常的免疫功能，那些病毒邪氣就不敢來侵犯你。

我們前面曾經提到用小柴胡湯治療因為外感引起的血液病，小柴胡湯就是現在所謂的後天湯。後天是什麼意思，今天很多奇奇怪怪的病變，包括愛滋病後天免疫不全症候群，都可以歸納在免疫功能低下所造成的疾病，既然小柴胡湯能夠增強後天免疫功能，當然就可以對抗包括愛滋病以及紅斑性狼瘡諸如此類的病症。

但是我們絕對不是憑著單一的小柴胡湯，而是用複方的方式，你可以搭配玉女煎，或搭配六味地黃丸等等這些所謂先天後天的方式處理。我個人經常用先天後天搭配的方式治療現在的疑難雜症，都能獲得相當滿意的療效。

※ 脊椎病變

一位四十幾歲的蔡先生，被診斷為僵直性脊椎炎與椎間盤突出，當然也會腰痠背痛，他到處求診整整二十年的時間幾乎沒有動靜，也曾經在某一家診所花了二十萬依然沒有改善。結果來我這裡，幫他處理以後，大約不到三個月的時間，症狀可以說是完全緩解。

❖成因與症狀

我在診斷與處方上，會最先考慮經絡系統的問題。我們背部的脊椎神經，中醫稱為督脈，督脈的兩旁是足太陽膀胱經所走的路線：從眼睛的內眼角叫睛明穴開始往頭上走，走到大腦正中央的百會穴，再往下沿著脊椎兩旁下行，到膕窩的委中穴，再往下循行直到腳小趾外側的至陰穴。足太陽膀胱經循行的路線，就是常腰痠背痛的地方，所以我們必先會聯想到經絡系統。

第二個原因可能是風寒外感引起，因為風寒感冒會影響足太陽膀胱經的循行而出現頸椎、上下背或腰部的僵硬與疼痛，更嚴重則會引起僵直性脊椎炎。第三，腰痠背痛的原因可能與坐姿有關，坐姿不正確或時間過長常會導致背部疼痛。第四個可能是因為工作的環境以及工作的性質，譬如美容美髮師的工作常需久站，導致上半身的重量壓迫下半身而出現疼痛。

最後就必須考慮個人的飲食問題，還是老話一句：飲用冰冷的食品，就會使肌肉血管與神經發生痙攣收縮的反應，影響到血液循環，也造成神經傳導發生問題，經年累月下來筋骨難免功能退化，也很有可能出現所謂僵直性脊椎炎的症狀。這種腰痠背痛，嚴重的會影響到行動、甚至大小便，因為大小便的動作必須靠脊椎神經的傳導，也有可能會影響到未來的結婚生子，如果這種痛苦發生在二十出頭的年輕女孩身上，情何以堪。所以我常常勸導很多喜歡冰冷飲的年輕小朋友千萬不要自找麻煩。

❖對治與養生

針對這一類的病變，不管是經絡系統還是風寒外感、飲食引起的，我們都會考慮用葛根湯。因為「太陽之為病，項背強几几」，就是指頸椎——從背部到腰椎尾椎——都呈現僵硬的狀況，葛根湯是直接作用在太陽膀胱經。我們也可以考慮用小續命湯。這兩方都是屬於麻黃湯與桂枝湯的合方，既然頸椎呈現僵硬的現象，我們就想辦法讓它放鬆柔軟。鉤藤鉤就是一味非常好的鬆弛劑，鉤藤屬茜草科，具有鬆弛放鬆的作用。秦艽屬龍膽草科，能夠作用在肝膽經，而肝是管筋，所以秦艽對於僵硬緊張的組織也能改善。我們加鉤藤、秦艽讓局部組織放鬆，再考慮骨碎補、續斷與金毛狗脊止腰痛，然後用元胡索加強緩解疼痛。

當然，我們也要考慮藥物對腸胃功能會不會有影響，所以會加薏仁這一類的藥物以保護腸胃功能。在《神農本草經》有記載說薏仁能治「筋急拘攣，不可屈伸」，這是指薏仁本身就是一味很好的止痛藥，又有兼顧腸胃補充營養的作用。我們就用這樣的處理方式，對僵直性脊椎炎引發腰痠背痛的病例，幾乎都能獲得相當滿意的效果。

在積極的醫療診斷上，我們提供了這些處方用藥，在消極的食物禁忌上，我們在介紹病因與病理發展的時候，也已特別叮嚀冰冷寒涼的食物應盡量避免。另外在輔助食療部分，我們建議可以多吃一些膠質的食物，哪些食物具有膠質成分呢？我們只要掌握一個原則：只要是黏黏的、滑滑脆脆的，裡面就含有豐富的膠質成分。當然有人會問素食者能吃些什麼，白木耳、黑木耳、海帶、川七葉等食物都含有非常豐富的膠質。也有人說膽固醇過高，三酸甘油脂過高，不能吃蹄筋牛筋怎麼辦？海參是零膽固醇，你可以將零膽固醇的海參依自已喜愛的口味用各種方式烹煮。

總之，骨骼就像建築物，補充這些食材就等於是幫你的建築物灌洋灰，讓建築結構堅固牢靠不怕颱風，不怕地震，可以讓你活到九十歲一百歲，腰桿子還是相當挺拔，而你那些腰痠背痛的症狀必然也會獲得完全的改善。僵直性脊椎炎是一種現代文明病，如果不從生活起居作息與飲食習慣做調整，吃再多的止痛藥也無法減輕症狀，還會造成肝腎系統的破壞與腸胃系統的負擔。

※ 骨質疏鬆

骨質疏鬆對女性而言，出現的機率會比較高，這是女性在先天上的差異造成的。在黃帝《內經・素問第一章上古天真論》中談到女孩子二七天癸至，二七就是十四歲，天癸就是性荷爾蒙的分泌成熟，能讓月事與時下，每月的生理週期就此正常的進行，女性會因為每個月的生理週期而提高骨質流失的機率。

❖成因與症狀

月經的出血量因人而異，有的來勢洶洶，像土石流一樣，我們稱之為血崩，有的拖拖拉拉，滴滴答答像水龍頭沒有栓緊，我們稱之為漏，可以拖好幾個月，有的甚至拖上好幾年。

我曾經看過一位從美國回來的女生，據說她從初潮到生理期結束，幾十年幾乎每天都要墊衛生棉，可想而知這位女生一定會有嚴重的貧血現象，不止臉色蒼白，而且由於血液供應的營養不足會造成組織器官的功能受到波及，當然也容易出現骨質疏鬆的現象。

《內經》告訴我們女性生理是以七為週期，二七天癸至，七七天癸絕，七七就是四十九歲。理論上來講，女性生理週期是從十四歲開始到四十九歲結束，可是現代的食物來源豐富，取得容易而且營養價值提高，再加上速食文化的普及，導致女生初經不斷的提早。女性從初潮開始，一直到生理週期結束，每個月都要面臨這樣的困擾，久而久之，供應給各部器官組織的營養會受到影響，當然出現骨質疏鬆的機會也增加了。

一般骨質疏鬆在臨床上，幾乎都會出現痠痛的症狀，尤其是體型比較肥胖的人，下半身要負荷上半身的重量更大，對腰以及下肢關節的壓力就更明顯，更容易造成痠痛的現象，嚴重的甚至會不良於行，連走路都會有問題。所以我們應該將體重控制在適當的範圍之內，以減少身體骨架的負擔。

很多食物對我們的骨質也大有影響。就我個人的觀察，香蕉會讓筋骨痠痛的現象更明顯，這是因為香蕉裡面所含的鉀離子，對筋骨痠痛不好，不僅如此，對有腎臟功能障礙的病患，會因為鉀離子升高，而導致昏迷的現象。所以很多人認為香蕉是一種很好的水果，其實不然。當年旗山、美濃生產的香蕉，要輸出供應給日本，結果被驗退，蕉農最後把香蕉拿去餵豬，據說每一頭豬吃了以後都變成軟腳病，站不起來了。這是不是造成骨質疏鬆的因素，因為沒有再做深入的調查，所以就不得而知了。

另外長期透支體力、過度疲勞或睡眠障礙，不僅容易出現骨質疏鬆，甚至於還會出現類似骨癌的病變或腎功能障礙，最近有一位部長，每天早上八點鐘到辦公室，晚上十點鐘回家，還拎著一包公事，利用空檔的時間處理公文，日積月累下來，得了所謂的腎癌，最後把一個腎拿掉了。另一位大企業主罹患血癌，到北京去換骨髓，預後如何沒人敢斷言。人的體力有一定的負荷能力，畢竟人是血肉之軀，不是鋼鐵，一定要有危機意識，隨時注意自己的健康，隨時攝取對我們骨質有幫助的食物或藥物。

骨質疏鬆還有一項非常重要的因素，如果你喜歡吃冰冷的東西，吃進身體以後，肌肉血管神經馬上產生一種強烈收縮的反應，就會影響到血液的循環、神經的傳導，日積月累，骨質沒有正常營養的供應，必然會出現疏鬆的現象。

❖對治與養生

所以在消極方面，有些食物一定要盡量避免。在積極的治療方面，老祖宗告訴我們說「

腎主骨髓」，有關骨骼的成長發育一定要靠腎臟功能，所以我們處理骨質疏鬆，一定要掌握從腎臟方面治療。首選的是我們的腎氣丸，或從腎氣丸再變化出來的方子。

明朝張介賓先生（張景岳）根據腎氣丸開發出左歸丸、右歸丸，此外還提出對六味地黃丸的看法，他認為六味地黃丸有三補三瀉的作用：地黃補腎、山茱萸補肝、山藥補脾，稱為三補；光補而沒有瀉是不可以的，茯苓、澤瀉、牡丹皮這三味藥就是三瀉。或補或瀉就像銀行的存款一樣，銀行吸收存款，也應創造放款來賺取利息的價差，光會吸收存款而沒有把存款放出去就會變成濫頭寸，這家銀行不用太久就會倒閉；人也是一樣，光有補沒有瀉是不行的。

如果補是陽，瀉是陰，黃帝《內經》提到一句話說「陰平陽祕，精神乃至」，陰與陽維持在一個動靜態平衡之下，才算是一個正常的人。

張介賓先生在中國醫學史上是一位非常了不起的醫家，他把整部黃帝《內經》全部拆散，重新分類組合整理出一部叫做《類經》的著作。他整整花了四十年的功夫，整理出這麼一本《類經》，把它分成疾病類、藏象類、經絡系統、色脈類等等。一個人要花四十年的功力完成一部著作，其精神真是令人感佩。

腎氣丸是治療骨質疏鬆的首選，出自張仲景先生的《金匱要略》，在現行《醫宗金鑑》

的版本裡共出現四次，第一次出現在〈虛勞篇〉，第二次在〈消渴病篇〉，第三次在〈水氣病篇〉，最後一次出現在〈婦科〉，婦科中說婦人到了妊娠末期不能夠尿尿，是因為「胞系了戾」，意思就是婦人的泌尿系統出現問題，可以用腎氣丸處理。這是我們從《金匱要略》來瞭解腎氣丸的作用，若靈活運用可以說是妙用無窮。

明朝御醫李中梓先生除了博覽群書，寫下一本最通俗的中醫教科書《醫學入門》，更開發了一個日後幾乎大家耳熟能詳的處方：龜鹿二仙膠。榮民總醫院早期的針灸中心後來改為傳統醫學中心，負責人是台大醫科的鍾傑鐘大夫，他曾經做過實驗，篩選了一百多個病例，發現從三十到七十歲的女性都有或深或淺的骨質疏鬆現象，後來又委託三軍總醫院核子醫學部的負責醫師陳威廉先生，他也篩選了一百多個三十到七十歲的女性，幾乎無一例外。於是委託某中醫做臨床實驗，讓這些女性服用龜鹿二仙膠，發現服用以後，經過科學鑑定，用核子醫學掃瞄，這些女性的骨質疏鬆都有相當程度的改善。

所以可以肯定我們的龜鹿二仙膠，用來治療骨質疏鬆，不僅限於女性，對男性的骨質疏鬆也有很好的效果。

早年因為營養物質的缺乏，很多老先生老太太，因為年齡的增長而漸漸駝背，當年一般人認為這是人類生老病死必經的過程，骨質疏鬆、彎腰駝背是天經地義的事。事實上不然，我們可以防患於未然。我時常在臨床上一而再、再而三的建議患者多吃膠質的食物，所謂膠質的食物會有黏黏滑滑脆脆的口感。如果是素食者，不能吃海參、豬皮、蹄筋等動物類的食材，我們不妨選擇黑木耳、白木耳、川七葉等，這些食物都具有修補的作用，對骨質疏鬆有很大的助益。

如果月經出血量多，我們不妨在處方用藥裡加一些補血的藥物，譬如阿膠、雞血藤。很多文獻告訴我們當歸、黃耆是補血的藥物食材，但是當歸、黃耆比較辛溫，容易引發所謂上火的現象，所以我們用雞血藤、阿膠、旱蓮草這一類的藥物取代當歸、黃耆補血湯的作用，血液供應足夠，當然就可以讓骨質疏鬆現象獲得相當的改善。

我常常打一個比喻，房屋結構的混凝土與砂石的比例必須調得剛剛好，如果混凝土的成分比較少，年代久遠之後，結構就會有鬆動的現象，此時我們可以用灌洋灰等方式，讓結構重新有支撐的力量，就又能禁得住風吹雨打。很多老式建築是照著建築師父所調配的三合一比例建造的，經過幾百年之後仍然屹力不搖。根基打得穩，就不會有後顧之憂，我們的骨骼也是一樣，年輕的時候就應該重視保養，多吃些膠質的食物，維持適當的運動，起居正常，飲食有節才是固本之道。

※聲啞、多痰

上帝創造人類，給你兩隻眼睛，希望你能多看看這個大千世界，五光十色多采多姿；給你兩隻耳朵，希望你能夠聽到天籟般的美妙聲音；兩個鼻孔要你充分呼吸，吸收大自然的空氣，希望你能與天地合而為一；唯獨只創造了一個口腔，我想原因很清楚，因為病從口入，禍從口出，亂吃東西或暴飲暴食，只會增加身體的負擔，說錯話或太多話，不僅是是非的來源，也會讓你聲音沙啞。

聲音一定要從丹田出來，然後透過氣管，氣管是聲音的道路。口腔內有個會擺動的會厭，吃東西的時候，會厭會把氣管暫時封閉，避免食物掉進氣管引起感染，甚至喪命；講話的時候，它會把食道封閉，避免氣跑掉而影響發音的音色音量音質。這就是會厭的功能，它是關閉食道或呼吸道的開關。接著利用舌頭的打轉而發出不同的聲音，如果用手指將舌頭整個壓住，肯定發不出聲音來。

聲音會與五臟結合，五臟肝心脾肺腎相應著五音角徵宮商羽，肝發出的是角音；心是徵音，舌頭抵著牙齒發出的聲音就和心有關；脾臟的聲音是從中央發出來的宮音；羽，就像吹口哨的唇形，相應於腎；肺是商音。聲音的構成是與臟腑器官相結合的，如果想要中氣十足，字正腔圓，聲若洪鐘，一定要有相當程度的健康，一旦體力過度消耗，就會影響到美妙的聲音。

❖成因與症狀

臨床上我們看到很多播音員、教師、拍賣員、總經理董事長的特別助理，還有業務員等，他們的喉嚨幾乎很少休息。有個病例是房屋仲介公司的推案員，為了談成一筆生意，一通電話竟然足足打了三個小時，電話夾在脖子上，三個小時下來耳朵聽力受損，聲音啞掉，脖子竟然也歪了。

在教職員中，講話最多的應該是補習班老師。有個病例第一次來看診時，用他那聲音沙啞、語音不清帶點神氣的口吻說他一個星期最少要上七十個小時的課，早上八點開始上到晚上八點或十點，一天十到十四個鐘頭，後來幾乎沒有聲音跟我講話了，就用筆談的方式寫說他要跑高雄、台中當空中飛人教課。我當時就挑明的對他說你的聲音啞掉完全是因為課太多，如果不減輕課務負擔，聲音要恢復是不可能的。看他面有難色，我又繼續說，就算你一個月賺五十萬，把健康都賠進去值得嗎？第二個星期來，他說他已經減掉差不多三分之一的課程了，也就是說還有五十多鐘頭的課，這仍是超量的負荷。

飲食不當也會導致聲音沙啞，甚至根本沒有聲音。尤其在冬寒季節，大家為了驅寒會吃一些羊肉爐或薑母鴨，薑母鴨的食材比較單純，頂多只是薑片，羊肉爐則比較複雜，有當歸、生薑、桂皮等比較溫熱性的藥材。單純吃羊肉爐或薑母鴨可能還不至於出現什麼大狀況，有人在吃了之後接著喝冰啤酒冰冷飲，當你吃下燥熱性的食物以後，咽喉部的血管會擴張，再喝冰冷飲冰啤酒的話，馬上會產生收縮的情況，我們每年冬天少說會看到五、六個甚至十來個完全沒有聲音的病例。另外，很多嚼檳榔的紅唇族，還有哈菸族，聲音也很容易沙啞。

發聲有障礙有時是受到痰飲的影響，因為氣管是聲音的道路，一旦道路有障礙，交通一定阻塞，語言的表達也會受到影響。痰飲阻礙氣管，所出現的聲音會很濁或沙啞，嚴重甚至會完全發不出聲音。

此外，很多中風或腦部意外傷害的人，語言中樞也會受到損傷而產生不會講話的症狀。

❖對治與養生

因中風或腦部受傷而影響到發音的情況，臨床上有兩個處方，一個是從腎氣丸變化出來的方子，叫做地黃飲子，另一個是出自清朝初年陳修園先生（陳念祖）的方劑著作《時方歌括》中的資壽解語湯，這兩個處方對語言中樞障礙會有很好的治療效果。

治療一般的聲音沙啞，一定要用化痰的藥物，我們最常使用的處方就是生脈飲或麥門冬湯。臨床上，十之七八的中醫同道，對聲音沙啞、破鑼嗓子很喜歡用鐵笛響聲丸，但裡面含有大黃製劑，有些人吃了鐵笛響聲丸以後，會引起腹瀉的反應。也有很多人喜歡用鳳凰衣，這可以算是一種偏方，我個人比較不習慣，因為我大部分都是用經方。鳳凰衣就是雞蛋殼裡的那一層膜，大家有沒有發現，大公雞的啼聲非常嘹亮，既然聲音沙啞，像破鑼嗓子，這單一味鳳凰衣就有效，或是加在一個處方裡面，效果會格外明顯。除了鳳凰衣，有人喜歡用木蝴蝶，它是一種花蕊，對破鑼嗓子也很有效。

民間最流行的方法，第一是用胖大海泡茶，第二就是羅漢果。市面上也有各式各樣的口含片，但是有個問題，有人吃了口含片以後竟然完全沒有聲音，有的甚至引起咽喉癌、喉頭癌的病變。為什麼聲音沙啞不能吃口含片？原因是口含片裡含有精油的成分，這些精油有揮發的作用，含在口腔內，會把口腔的黏膜分泌物揮發掉。

我自己就是一個實際的案例，我去上中國醫藥大學中醫考試及格人員訓練課程講課，下課時到一位系主任的辦公廳小坐片刻，他就在抽屜裡面掏出口含片給我，我含在嘴裡，接著繼續下半段的課程，上完課以後用餐，吃飯時難免會喝點酒，喝完酒後又去卡拉ＯＫ，他們都知道我的招牌歌是《王昭君》，那是首高難度的歌曲，結果唱完回來以後，完全沒有聲音了。幸虧自己內行，趕快調配一些藥物，服用過後，聲音就出來了。

有一位女士，在冬天裡逆著風跟人家聊天，結果冷風刺激到咽喉部，導致聲音完全發不出來，我們稱為寒痹症。她到某大醫院的耳鼻喉科診療，醫師說她聲帶發炎，並且特別交代不要再講話，但是她都已經沒有聲音了怎麼可能再講話。之後來找我時，我先問她喉嚨痛不痛，她說不痛，吞嚥、喝水都不會痛，而且圍著圍巾感覺會比較好，顯然這是寒痹症。像這種寒痹症所引起的聲音沙啞或破鑼嗓子，我記得當時是用麻黃附子細辛湯，然後加蟬蛻、菖蒲、訶子這類的藥，結果一包藥下去，聲音就出來了。

平常除了胖大海、羅漢果，我最推崇的做法是每天早上起來，用雞蛋白——不要用飼料雞蛋而是土雞蛋，因為土雞蛋沒有腥味，一個或兩個，加點冰糖，用一百度開水沖泡，沖出來的味道口感非常好。重點是它對我們聲帶的滋潤修復有非常好的效果。另外，我們可以用麥門冬湯加菖蒲、白通草、蟬蛻、訶子、元參等開音的藥；如果喉嚨會痛，再加牛蒡子、桔梗，這樣一吃，可說是效如桴鼓。最近我們有一位女同事聲音完全發不出來，我們讓她服用這些藥，一兩天後，她告訴我們聲音已完全恢復正常。

中藥材中有很多藥物，對聲音的維護很有幫助，這就是我們老祖宗根據臨床體驗累積下來的智慧，我們應當珍惜。

※ 便祕

人類每天進食三餐甚至四餐、五餐，理論上吃進多少食物就可以排出多少廢物。食物的營養物質讓小腸吸收，糟粕則代謝到大腸。正常的生理機制應該是每天都會排便，結果你一天不動，兩天不動，到了第三天以上就稱做便祕了。

當然每個人的排便狀況不一樣，有的人三天，有的人是五天、七天。吳瑭先生的《溫病條辨・上焦溫病篇》後面有附錄一篇文章叫做〈秋燥篇〉，裡面提到一個醫案，有一個人七七四十九天才大便，而且是透過烏藥順氣散加巴豆的治療才把糞便排出來，排出了四十九顆又黑又硬的糞便。明朝武之望先生的《濟陰綱目》也有一個病例是三十五天沒有大便。

我個人前後大概碰過最少四個病例超過三十天沒有大便，其中一位是姓應的老先生，其他都是女生。可以想見，女生比較容易因為承受太多的壓力而導致腸子蠕動呆滯，造成三十天以上都未排便的狀況。

❖成因與症狀

現代的上班族女性，很容易受便祕所困擾，大多是因為太過疲勞或壓力太大，過度緊繃，結果導致腸肌無力而便祕。晚上熬夜，早上匆匆忙忙趕路上班，到了辦公室馬上面臨接連不斷的挑戰，讓你根本沒有時間想排便。等到工作告一段落，想到要大號的時候，腸子已經一動也不動，日積月累下來，就形成了習慣性便祕。

生活作息不正常也是便祕的原因之一，時常晚睡早起或晚睡晚起，三餐有一頓沒一頓的，大便就容易出狀況。另外，飲食習慣也會影響到排便狀況。很多人喜歡吃烤炸的食物，這些食物屬性偏於乾燥，會把腸子裡的水份吸收掉，腸內缺乏水份，潤滑的作用就會受到影響。糯米類的食物也是多數人難以抵擋的誘惑，像年糕、粽子、湯圓、麻薯之類，早期的建築物，老祖宗用糯米、黑糖，還有富含纖維質的稻草混合堆砌成為建材，幾千年下來，建築結構仍然屹立不搖，嘉義聽說還有幾棟糯米蓋的建築物，到現在完好如初，由此可見，糯米類的黏滯特性會有礙人體的消化功能。偏偏這些食物是很多小姐的最愛，尤其是客家人的鹹湯圓，有夠好吃，據說不小心連舌頭都吃下去了，這麼好吃的一道美食實在是很難拒絕。不過要考量自己的腸胃能不能負荷，如果腸胃無福消受，我們還是建議少吃為妙。

糞便是我們人體的代謝廢物，一旦排便有障礙，廢物所產生的毒素就會干擾大腦中樞神經，所以有的人會覺得自己記性不好，有的人容易暈眩或昏昏沉沉。黃帝《內經》說清陽要出上竅，濁陰要走下竅，上竅包括大腦，也包括眼耳口鼻，下竅是大小便道，濁陰就是尿液與糞便，濁陰一定要往下竅，如果濁陰不降，清陽就不能升，清陽不升就容易出現頭暈昏沉的感覺。

這還只是比較直接的反應，現代的新新人類還很容易因為便祕的問題導致滿臉青春痘，很多小朋友也很容易因為腸子裡積滿糞便而產生急性腹絞痛，通常家長會以為出了什麼亂子，馬上送醫院急診，結果一照一摸發現是腸子積滿又黑又硬的糞便。我們的劍突以下肚臍以上是胃，肚臍兩側是腸子，肚臍下方還有其他內臟組織器官，你可以讓小朋友平躺，用手觸摸腹部，往往會摸到一囊一囊一結一結，好像灌香腸一樣的感覺，這就是宿糞。宿糞不清除，它所產生的毒素就會刺激到大腦的產痛中樞，有時候會讓人痛到在地上打滾。

便祕的原因其實很多，我們從大的分類來做區分，可以分為陽結便祕與陰結便祕，這種提綱的分類方式，可以把問題變得更單純更簡單。

陽結便祕，在臨床上會出現滿、痞、燥、實、堅的症候。滿與脹是程度上的差別；燥，是腸管裡的糞便很乾很硬；實，就是實症的意思；堅，就是大便堅硬。

陰結便祕：有的人大便不一定是滿痞燥實堅，但就是解不出來，這就是腸肌無力，腸蠕動比較緩慢。這與老人家的氣祕與中風的風祕不太一樣，很多中風的人大小便功能都會受到影響，排便要靠大腦中樞神經的指揮透過脊椎神經的傳導，刺激腸子蠕動，才能讓大便順利排出來，中風的人這方面的功能可能就喪失了。年紀大的人還涉及水份分佈的問題，老人家體內的水份很容易從泌尿系統排出，有的阿公阿嬤一個晚上可以起來七、八次，水份隨著尿液排掉，相對的腸子水份就減少，甚至乾枯，這樣一來糞便就會比較乾燥而形成便祕的現象。像這種情形，我們就會想辦法讓水份回到腸管，腸管有了水份的濡潤，排便當然就能恢復正常。

❖對治與養生

陽結便祕，意謂著治療時必須用寒涼藥，黃帝《內經》告訴我們說治療熱症需用寒藥，所謂「以寒治熱」。《傷寒論．陽明篇》有所謂的三承氣湯：大承氣湯、小承氣湯與調胃承氣湯，大承氣湯有四味藥，其中的大黃、芒硝、枳實都屬於寒涼藥；大承氣去掉芒硝就是小承氣；而調胃承氣是大承氣去掉厚朴、枳實，保留大黃、芒硝再加一味甘草。

這三個承氣湯所用的大黃劑量完全一樣，都是四兩，不過製作過程不一樣，有的要用酒洗，有的要用酒浸，讓酒充分滲透到大黃裡面。大黃是大苦大寒，酒是大熱，酒會改變大黃屬性的作用，酒洗的方式，可以用澆花的噴灑器對著大黃噴酒，像洗澡一樣，當然酒精滲透到大黃裡的量就會比較少，改變大黃性質的能力也就弱了。小承氣中的大黃是生用，調胃承氣的大黃是酒浸，劑量四兩是古時候的度量，現今我們可以照四分之一或三分之一的比例換算成現在的重量，不過最重要的還是要因人而異。總之，陽病用寒藥，以寒治熱，是治療所謂陽結便祕的原則。

出現滿痞燥實堅的情況，我們就可以考慮承氣湯類，一般大黃對大小腸都能發生適當的作用，只是大承氣比較偏向大腸，小承氣比較作用在小腸，調胃承氣作用在胃，這是柯琴先生在他的《傷寒來蘇集》中的製方大法所提出來的見解。

陽結便祕，如果能夠藉助含有膠質的食物，取其潤滑的作用達到通便的效果，我會建議盡量不要用瀉下的藥物，比如前面介紹的大承氣、小承氣、調胃承氣湯等。含有膠質的食物，都有軟便的作用，包括海帶、蹄筋、豬皮、豬腳等，日、韓兩國從海裡撈起很多植物，製作成海苔，裹著白飯，放在嘴裡，乾燥的海苔碰到濕潤的口水馬上化掉，由此可見它可以幫助腸子蠕動而改善便祕的情況。

能選擇一些天然的食物來改善排泄的狀況，應該是最理想的方法。當然也要養成良好的排便習慣，最好每天都能在固定的時間排便，現代上班族，早上太匆忙大概不太可能，所以可以選擇一天中最空閒的時段，讓你輕鬆無壓力的解便。

人類的大腦有個生理時鐘，如果不維持規律性，會很容易造成生理機能紊亂，包括腸子蠕動呆滯，那不便祕也很難了。另外，有些人如廁的時候，喜歡帶一本書或一份報紙，邊欣賞邊出貨，這樣一來，很容易讓腸子忘記它的任務是要出清廢物，讓你蹲廁的時間加長，也容易會有排便不順暢的感覺，如果你有這樣的習慣，請務必改善。

至於陰結便祕，臨床上出現的機會比較少一點，從古方的三物備急丸裡就可以觀察到，陰證就一定用熱藥。用熱藥第一個首選方可以考慮四逆湯，以四逆湯做基礎，然後可以加大黃或巴豆。《傷寒論・太陽篇》有個寒實結胸證，用到一個方叫做三物白散，三物就是三味藥的意思，三味藥都是白色，把它們混合磨成粉所以叫做三物白散，其中巴豆就是大熱的藥，屬大戟科，另外的桔梗、貝母則作用在肺，即呼吸系統。

《內經》告訴我們說肺與大腸相表裡，這是一個相當了不起的觀察，意謂著如果你排便不順，我們不妨加入一些入肺或入肺經的藥，貝母、桔梗、紫菀、款冬花、沙參等都可以作用在肺或肺經。

明朝名醫繆希雍先生在他的《醫學廣筆記》中提到如果有排泄障礙，可以在處方裡加入肺或入肺經的藥，而他最常用的就是紫菀。三物白散中的巴豆有大毒，如果使用不當，會造成心臟麻痺而死亡，即使使用微量，也有人在三十分鐘內產生腹瀉，嚴重的話會造成脫水甚至休克的現象，所以使用巴豆要特別謹慎小心。三物備急丸中的巴豆用的是巴豆霜，把巴豆製成霜，作用就不會那麼強烈。

陰結便祕，可以用三物備急、千金備急或三物白散來改善，由於臨床上這種病例比較少，所以累積的經驗也相對不多，不過對於這種強烈毒性的藥物，我們還是少用為妙。

最後是習慣性便祕，我有一個同事生活作息非常不規律，就有這個問題。我第一次用大承氣湯給她吃，結果完全沒動靜，後來我一直思考研究，才發現大承氣湯雖然只有四味藥，但是要分成三個步驟煎煮，第一個步驟是先煮厚朴、枳實，煮滾之後，再把大黃丟進去，第三個步驟才把芒硝放進去。現在的習慣卻是把芒硝放在碗裡，等前面的藥煎好了再滾燙的沖泡在碗裡，用筷子攪拌一下，很快芒硝就溶解了。所以大承氣湯的煎服方法，如果不照這個程序處理，吃了未必會有反應。她的女兒擔任過服裝內衣模特兒，也有習慣性便祕的問題，沒想到生了一對雙胞胎的外孫女也是這種現象。遺傳學上有沒有這種便祕的遺傳基因，我們沒有做深入的研究，不過可以肯定與生活作息一定有關。

目前市面上販售那些可以改善排便的藥品，用得最多的倒不一定是大黃，即所謂的承氣湯類，而是蕃瀉葉，它也是屬於一種瀉下劑。我們的決明子也有很好的緩瀉作用，如果你的大便是溏瀉，稀軟不成形，我們會建議用炒過的決明子，所有豆科植物的種子加熱以後，會有一股芳香的味道，所以決明子有台灣咖啡豆之稱。另外，蘆薈是民間家喻戶曉的植物，屬百合科，也是很好的緩瀉劑。蘆薈的使用幾乎都是透過日本文獻的記載，然後傳到台灣，蘆薈能幫助排便，可以打汁，也可以和水果或蔬菜一起打汁飲用。

便祕看似不是什麼了不起的問題，但是總會在日常生活中造成某種程度的困擾，而且在臨床上因便祕衍生出的問題也是一籮筐，所以一定要養成良好的排便習慣，才能讓身心輕鬆愉快。

※ 腹瀉

下利是與便祕完全相反的症狀，也是相當擾人的問題。有人拉肚子可以一拉好幾年，有人急性腹瀉，可以嚴重到脫水甚至休克，有人的腸胃極端過敏，只要吃到一些不乾淨或不衛生的食物，馬上拉肚子。當然不是每個人都這麼嚴重，但絕對是一個大家避之唯恐不及的問題。

❖成因與症狀

現代人的生活步調都很緊張，一緊張腸胃就會有痙攣的現象，這樣會把人體的水份吸收到腸管，當腸子充滿水份，就會產生腹瀉的症狀，這就是緊張壓力造成的。

另外，現在的上班族也幾乎都是外食，坦白講，如果有時間、有精神體力，我寧可自己動手弄一些吃的東西，起碼衛生條件絕對沒問題。如果能夠自己在家裡弄點簡單又可口的東西，讓自己吃得安心又健康，何樂不為呢！只可惜現代的人忙碌到連這麼一點時間都挪不出來，似乎有點可悲。

有人在四十五年間每天腹瀉最少六次以上，可以想像這個人的體型一定很瘦弱，而且生活品質不是很好，他絕對不敢隨便到外面活動或旅遊，因為什麼時候需要廁所不知道。我曾經看過一個人一天拉二十次以上，吃了類固醇以後也還須六次左右。腹瀉須分有細菌病毒感染與無細菌病毒感染，現代醫學常把它們混在一起，用同一種方式治療，導致最後的結果都不是很理想。

❖對治與養生

有人腸胃不舒服，習慣到西藥房買暮帝納斯或莫斯拉等，如果這些很靈光，就不會讓我們看到一些連續拉好幾年的。老祖宗早在千百年前就已經很清楚有細菌病毒感染與沒有細菌病毒感染的處方用藥截然不同，張仲景的《傷寒論》把腹瀉分成有病蓋頭的痢和沒病蓋頭的利，雖然在原文中沒有提到，但是在他的處方用藥裡就可以很清楚的辨識出來，仲景先生把有病蓋頭的痢叫做熱痢，沒有病蓋頭的利叫做寒利。

有病蓋頭就是細菌病毒感染，包括腸病毒、阿米巴菌、金黃色葡萄球菌等，這一類我們就需用似抗生素作用的處方，像葛根黃芩黃連湯、白頭翁湯以及黃芩湯。黃芩湯有四味藥，有止痛的芍藥、甘草，又有補充營養的大棗，最重要的是有黃芩專門對抗細菌病毒。黃芩湯可以變出芍藥湯，而芍藥湯又可發展出木香檳榔丸以及枳實導滯丸。白頭翁湯裡有黃連、黃柏針對細菌病毒，白頭翁和秦皮有止瀉作用，尤其對所謂的「裡急後重」效果更是明顯。裡急後重也叫「滯下」，滯就是停留的意思，停留在腸子裡，想拉卻拉不出來，肚子絞痛，肛門有下墜灼熱感。葛根黃芩黃連湯沒有滯下的現象，與白頭翁湯稍稍不同。這些方劑都是針對病蓋頭的痢。

治療細菌病毒感染引發急性腸炎的處理方式，依黃帝《內經》的思想還有一種方法，就是通因通用法，既然腹瀉是因為腸內細菌病毒的作祟，我們就用大承氣湯把腸子裡的髒東西一掃而盡，就像清理臭水溝一定是用流通的方式，才能將污穢清除掉，絕對不是在堵塞惡臭的溝裡消毒就能解決的。

請問到底是現代醫學比較科學還是老祖宗的傳統醫學比較科學，你光用止瀉的方式，我們承認的確很快能達到止瀉的目的，可是第二天、第三天肚子可能會膨脹，大家知道細菌病毒的繁殖是以幾何級數成長，這麼快的繁殖速度，會讓腸內不斷產生氣體而感覺膨脹，膨脹以後會比拉肚子更難過，而且因為使用止瀉劑導致大便排出困難，食慾也會受到影響。現代醫學這種治療方式不僅顧此失彼，而且仍然沒有在根本上解決問題。

至於沒有細菌病毒感染的腹瀉，《傷寒論》幾乎都歸納在三陰病的範圍裡，有太陰病、少陰病和厥陰病，可以考慮用四逆輩來處理。四逆湯只有三味藥：甘草、附子與乾薑，理中湯有乾薑、甘草、人參和白朮，一般大便解在馬桶中馬上散開，我們稱做「下利清穀」或「完穀不化」，甚至叫「飧瀉」，同時小便清長，嘴巴不會口渴，這些都是沒有細菌病毒感染的特徵。有細菌病毒感染的，一定會口渴，而且小便赤色、大便黏穢，這是非常簡單的辨證方式。

早期醫學不是很發達的年代，鄉下的老阿公老阿嬤自有一套簡單又靈光的處理方式，如果大便不成形，肚子不是很痛，嘴巴不會口渴，他們會去採番石榴的嫩葉或葉心，用鹽巴搓一搓然後用一百度的開水沖泡飲用，這個鹽巴等於現在醫學的生理食鹽水，以防因腹瀉嚴重引起的脫水現象。

如果大便是稠黏臭穢，小便赤色，口乾，肚子絞痛，阿公阿嬤會到郊外採集一種蕨類植物叫鳳尾草，採回來洗乾淨以後，在臼裡面杵一杵，榨出來的汁再加紅糖即可飲用。蕨類植物含有豐富的生物鹼，有很好的抗病毒、抗細菌的效果，但口感不是很理想，所以老祖宗會在裡面加一點紅糖，紅糖等於現代醫學的打點滴，就像是幫你注射葡萄糖補充營養。因為我們的蔗糖變出來的紅糖有類似補充葡萄糖的作用，所以你可以想像老祖宗的智慧絕對不是亂蓋的。

※多屁或脹氣（打嗝、消化不良）

中國文化相當文明，可是有些人不曉得珍惜，甚至想盡辦法欲摧毀殆盡，真是令人相當痛心。在《傷寒論》裡，為什麼不叫放屁，因為第一非常不雅沒禮貌，第二不衛生，在《傷寒論》裡不叫放屁，叫「轉矢氣」，也有人稱「轉屎氣」，你說是不是比較典雅。

古代也不叫廁所或洗手間，而叫做單一圊字；想上廁所也不叫上廁所，叫做更衣，到今天為止還是有很多廁所門上寫更衣室，這是有歷史淵源的，古代的男仕都是穿長袍馬褂，想上廁所，衣服的下襬會拖到地板，把衣服弄髒，所以必須把外面的那件長袍馬褂脫下，掛在洗手間的掛鉤上，這就是更衣室的由來。

❖成因與症狀

轉矢氣就是放屁，為什麼會有這種生理反應，原來是腸胃消化功能比較差，讓食物停留在腸胃裡發酵，產生氣體讓肚子發脹，如果往上發展就會打嗝，往下發展就是啵啵啵的轉屎氣。根據現代醫學的研究報告，腸胃裡最保守有三百多種細菌，如果動不動就吃抗生素，會把體內那些對消化有益的好細菌消滅掉，如此不僅破壞消化系統的功能，還降低了自身的免疫力。

在公共場合，如果一直出現這種轉矢氣的現象，也只能用無地自容來形容了。我們有一個病例，住在天母，她要從天母坐公車到南勢角，當時沒有捷運，如果路況順暢，大約要一個鐘頭，如果塞車可能要兩個小時，結果她在公車上一直放屁，聲音幾乎整輛公車上的人都聽得到；沒放屁她就必須從口腔吐氣，其聲音也讓整車的人對她行注目禮，可以想像這位女士根本不敢出門。

我們也曾經看過一位在水庫上班的女士，邀請我到他們的機關去健康講座，她來接我的途中，一直打嗝。我說你這種現象有多久了，她說至少超過六年。我說難道沒去求醫嗎，她說看遍中西醫都沒有效果。我說把你的手伸出來，就在車上按壓她兩手的內關穴。內關穴位在手掌後，腕橫紋以上二寸，兩筋之間，這是手厥陰心包經的大穴，這個穴名老祖宗不是憑空命名的，內是指內臟，包括肝心脾肺腎等五臟六腑，關是指出入要地，刺激這個穴位，可以讓體內生理機能的異常現象阻斷，並且發生調整的作用，這樣就不會再打嗝了。這位小姐整整六年漫長的時間深受打嗝呃逆所擾，也因此影響了生育能力，她打嗝幾年，不孕症就有幾年。

回程送我的時候，我發現她的打嗝症狀竟然消失了。

❖對治與養生

打嗝呃逆，我們除了配合針灸治療以外，我最常用的一個方就是旋覆代赭石湯。旋覆代赭石湯出現在《傷寒論・太陽篇》，是從生薑瀉心湯變化出來的一個處方。此外，我們還會考慮用四逆散，尤其有肚子絞痛的症狀，四逆散裡有芍藥、甘草，用來治療腹痛效果甚佳。如果沒有腹痛，我們不妨用甘露飲，甘露飲是養胃很好的處方，同時再考慮加葦根、竹茹、葛根與石斛，這樣就能達到降逆止呃的作用。

至於轉矢氣，我們可以考慮用平胃散，或者四五六七，也就是四君子湯、五味異功散、六君子湯、七味白朮散、參苓白朮散、香砂六君子湯等，一般虛症我們就用四五六七系列，實症我們就用平胃散。平胃散裡有厚朴和陳皮，專門消脹理氣，如果再加大腹皮、香附或木香之類的藥物，更是如虎添翼。

不過前提一定要留意飲食物上的禁忌，所有糯米類的東西，包括年糕、粽子、湯圓、麻薯等黏滯不好消化的食物盡量少碰，另外香蕉、巧克力、餅乾零食之類的甜食也要少入口，因為甜的東西容易發酵產生氣體，會在胃腸內膨脹影響腸子蠕動，如果它沒讓你轉矢氣或打嗝，那就要體會脹痛的痛苦了。

少吃冰冷的東西更是我們不厭其煩的叮嚀，因為冰冷的東西會讓腸子的蠕動呆滯，甚至發生痙攣反應而產生打嗝或腹痛。

腸胃的病變大部分都是吃出來的，難怪老祖宗告訴我們說病從口入，這句話肯定不虛，我個人就有過這樣的經驗。有一次我在考選部的闈場，看到一串串澄黃鮮美又飽滿的香蕉，我已經超過十年以上沒吃這種東西了，於是摘了一根，沒幾口就吞下肚了。就這麼一根香蕉，讓我一整天不用吃飯，因為肚子膨脹沒有消化，讓我沒有飢餓的感覺。

所以奉勸各位千萬不要貪口服之慾，中醫認為脾胃為後天之本，可見消化功能的好壞左右著我們身體的健康與否。與其讓問題發生，苦惱著醫治的方法，不如未雨綢繆，不要製造問題，就不必思考該如何解決問題了。

※頻尿、尿道炎、膀胱炎

很多人都有尿路感染的經驗，會一直想上洗手間，知情的主管會體諒你的窘境，不瞭解的人會以為你在偷雞摸狗。如果出門在外，找不到廁所的時候，更是困擾不已，嚴重時會加重疼痛與滲漏的現象。

遺尿與不禁在程度上是不同的，遺尿多出現在年紀較長的老人家，會在完全沒有任何知覺的情況下滲尿出來，而小便失禁是有意識要尿尿，可是廁所還沒到或褲了還沒脫下來就控制不住尿出來了。

嚴重的頻尿，會影響到生活品質，我曾經看過十分鐘就要尿一次的，幾乎可以待在廁所不用出來，其他二十分鐘、半個小時或一個鐘頭跑廁所的大有人在。

❖成因與症狀

泌尿道的問題首先要考慮有沒有外感症狀，外感就是感冒，由風、暑、濕、燥、寒、火所引起。第二是飲食的習慣，太鹹或其他重口味的食物，以及很多速食或加工類的食品，都會造成腎臟的負擔。第三，黃帝《內經》說腎為作強之官，作強的意思是指免疫功能，過度疲勞最後會損及腎臟。有一位出家眾，從馬來西亞回台灣弘法，南北奔波，高雄台南台北等處馬不停蹄，當時正值炎炎夏天，結果泌尿系統發生問題，完全不能尿尿。這是因為過度疲勞，沒有充分休息，又因為天氣太熱，汗出過多，沒有適時補充水份，於是影響到腎臟的代謝功能。

藥物不當也可能引起，有一位江姓小女生，吃了兩天的感冒藥，結果一滴尿都沒有，這是藥物影響到腎臟功能。西藥畢竟都是人工合成的化學藥物，對人體所產生的變化誰也不敢預料，所以要特別謹慎小心用藥。因此我也常常講一句話，不吃藥比吃錯藥安全，吃錯藥比不吃藥危險。

一般頻尿的症狀，如果肚臍下面有脹痛的感覺，或尿尿時會感覺灼熱刺痛，尿量短少，嚴重時甚至顏色鮮紅，我們可以肯定可能是腎臟發炎、膀胱發炎或尿道發炎。我曾經在拙著《感冒自療法》《小病不求人》（皆為元氣齋出版）兩本書中，告訴讀者很多自我診斷的簡易方法，並且提供藥物參考或簡單的食療方法，像對於這類泌尿道的炎症，輕者喝稀飯就有效，而綠豆湯、冬瓜湯這些有利尿作用的食材肯定能讓頻尿發炎的現象獲得改善，這遠比用一些化學藥物來得安全而且有效。

我在書中提過，有小朋友因為外感而導致尿蛋白升高，bun指數也異常，他的媽媽從書本上看到我所推薦的方法，就用冬瓜子、白茅根煮水當茶喝，喝了以後尿量排放順暢，bun指數、尿蛋白值也恢復正常。

妊娠期的婦女，也很容易出現頻尿或小便失禁的現象，那是因為日益長大的胎兒壓迫到泌尿膀胱系統。張仲景先生在《金匱要略》婦科部分有提到「婦人轉胞不得尿」，也是因為胎兒壓迫泌尿膀胱系統導致「胞系了戾」，胞系是指泌尿系統，了戾的意思就是出現障礙，尿不出來，可見有時候尿不出來與頻尿的發病原因是一樣的。

❖對治與養生

有一位在金融機關任職的太太，生老大、老二都還好，生老三以後，只要她一哈哈大笑尿就滲漏出來，只要一喝水就想上洗手間，她想運動，選擇跳繩，結果一跳尿尿也跟著出來，找西醫處理都沒有效果。剛開始我從子宮脫垂的角度來思考，因為子宮脫垂也會造成頻尿的症狀，所以用補中益氣湯加味處理，結果反應不理想。後來我回歸用《金匱要略》的腎氣丸加益智仁、覆盆子、蓮蕊鬚這一類有收斂作用的藥，我記得好像吃了九帖藥以後，她的症狀完全根治。

我們處理尿道發炎與膀胱發炎的原則，基本上相同，畢竟它們是屬於同一個系統，即所謂的泌尿系統。如果從經方來考量，我們大概會用茵陳五苓散或豬苓湯，古代對小便的問題稱之為淋，而且病因有很多種，當然治療方法也不同，包括性病的感染也有可能引起小便頻數的症狀，那有沒有性病就要做個檢查了。

我們老祖宗是根據千百年的經驗累積，開發了很多非常寶貴的醫療資源，如果我們能夠善加利用的話，這種因為性病引起的頻尿現象，應該都能夠獲得很好的治療效果。

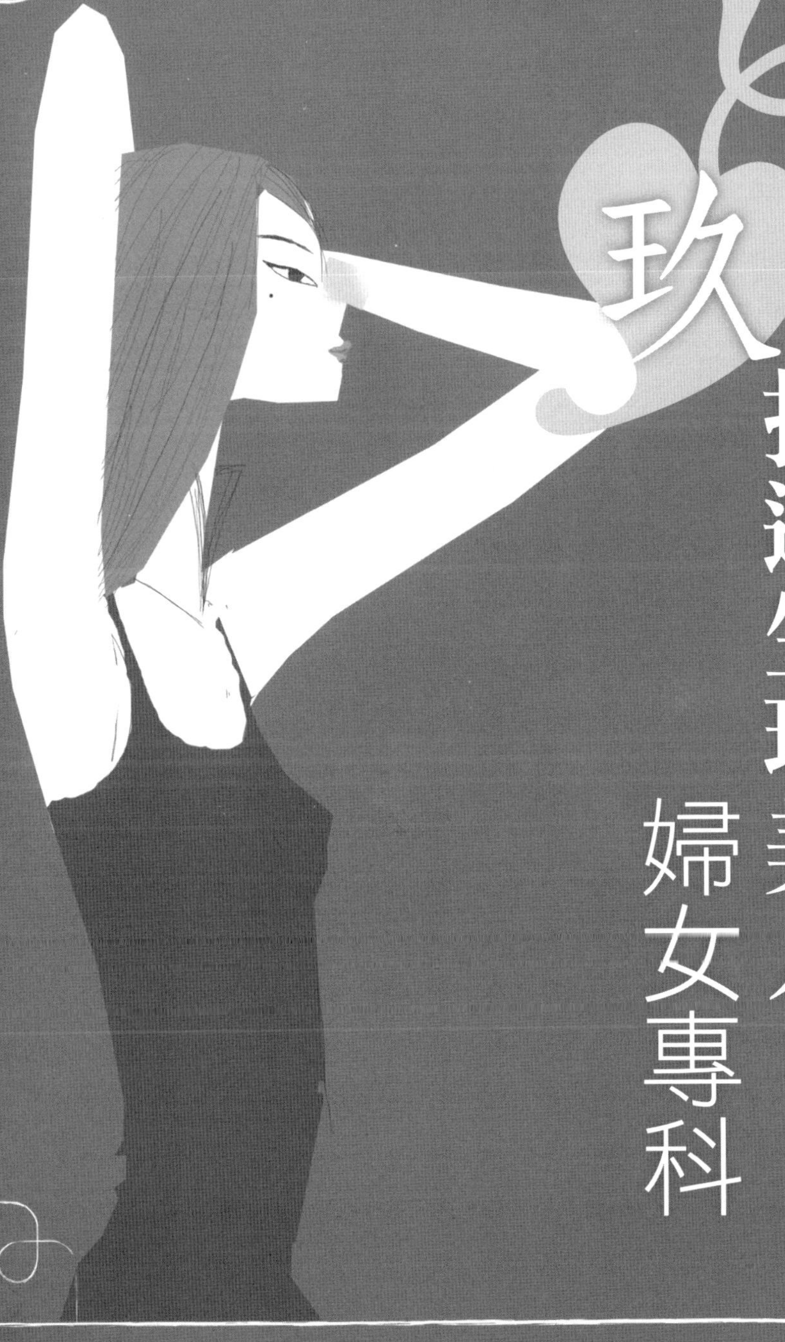

玫 打造生理美人 婦女專科

❊ 經痛、經前症候群

女生最困擾的就是每個月的生理週期，依黃帝《內經》的標準，二七天癸至，七七天癸絕，從二七十四歲初經開始到七七四十九歲停經為止，幾乎所有的女生都必須經歷這漫長的三十多年，每月一次的行經困擾。如果有痛經的症候，更是讓女性苦不堪言。

❖成因與症狀

古代醫家對於婦科問題的探討可以說是相當嚴謹，歸納痛經的問題也相當多，包括有沒有發育成熟，或飲食生冷，或情緒障礙等等。近代重視男女平等，所以現在的女性不必像古時候的女子那樣大門不出、二門不邁的深處閨房，不僅能夠接受正規的教育，在職場上還可以佔有一席之地，唯一的缺點，就是必須承接學業上或工作上的壓力，這對生理週期影響甚大。

女性不止會經痛，也會出現所謂的經前症候群。經前症候群泛指月經來之前出現的任何不舒服症狀，包括乳房脹痛、情緒不穩定、脾氣暴躁沒耐心、水腫、頭痛、腰痠背痛、腹痛、食慾過旺或減少，甚至睡眠障礙等。所以我們常常得提醒那些站在小姐或太太旁邊的男朋友或先生，尤其是傻大個兒，他們不瞭解女生每個月的生理週期影響身心的諸多變化，可能因此常常遭白眼，或莫名其妙的挨了一頓罵，那是因為女方的月經快要來了或正處於生理週期中。這個時侯，就要請男士們多多包涵與體諒。

經痛不是只有局限在腹部的疼痛，臨床上常常會看到生理期來而頭痛的，有的甚至會流鼻血。文獻上有記載月經來而吐血的病例，不過到目前為止，我還沒有看過。有一位板橋的黃小姐，家裡開了兩間中藥店，她老爹從事中藥的工作也幾十年了，可是每一次生理週期來的時候，她說只有一句話可以形容：很想拿一把斧頭把頭劈開，意思是頭痛得像要爆掉一樣。另一位女生形容每次生理週期來的時候，會很想從樓上跳下來。每月一次的生理週期，居然讓她們有痛不欲生的感覺。

❖對治與養生

很多女孩子在月經來的時候，會有下腹部悶悶痛痛的感覺，也有很多會痛到在地上打滾。像這種狀況，如果不想看醫生，可以在家裡試試看簡易的方法：弄一點紅糖薑湯來喝。因為老祖宗說甘能緩，甘就是甜的東西，緩就是鬆弛的意思，疼痛大多是痙攣的現象，所以可以用紅糖薑湯緩解經痛。另外，也可以嘗試泡溫水浴或熱敷，因為現在的女生很喜歡吃那些冰冷的東西，冰冷的東西容易讓腹腔收縮痙攣而產生疼痛，熱敷則可以促進血液循環而緩解疼痛，這是一種輔助療法。

在藥物方面，我們可以考慮《金匱要略》中的當歸芍藥散，原條文說「婦人腹中絞痛，當歸芍藥散主之」，還有小建中湯、溫經湯都可以考慮使用。

患有子宮肌瘤、子宮肌腺瘤、子宮內膜異位、卵巢水瘤等的女生也會有痛經的現象，這大多是飲食生冷所引起，這種狀況可以考慮活血化瘀的處方，當歸芍藥散、加味逍遙散一樣可以選擇，桂枝茯苓丸、抵擋湯或桃核承氣湯活血化瘀的作用比較強，不過抵擋湯的口感不好，所以這些年來我已不用。引藥下行我們可以再加牛膝，而丹參、川七、澤蘭、香附、三稜、莪朮可加強活血化瘀，當然我們也可以用元胡索、川楝子、烏藥來止痛。

這些處方用藥對子宮器質性上的病變都會有改善的作用，當然就能達到止痛經的效果。

※ 生理週期紊亂

生理週期不規則會產生種種變化，最明顯的就是會因為這種荷爾蒙失常而導致體重不斷增加，這對愛美的女生而言簡直是致命的傷害。目前我在臨床上就有一個國中生，生理週期大概有五、六年沒有出現了，體重卻超過一百公斤，從理想的標準衡量，這個病例的改善程度不是很好，到目前為止，如果要承認失敗的話，這個病例算是一個。可是她對我們還是非常信賴，每個星期都來報到。

❖成因與症狀

生理週期紊亂最大的因素就是壓力與情緒。現實生活中無時無刻不在承受壓力，學子升學的壓力是不可免的，從幼稚園開始就要考試，然後國小國中高中大學一路過關斬將，即使進入職場，還是必須接受升等考試。難怪有人國中二年級第一次生理週期來，高中二年級生理週期第二次來，大學三年級來第三次，七年中只來了三次。我常常開玩笑說七年才來三次月經，衛生棉可省了不少。

❖對治與養生

我在臨床上看過很多病例，有的是一年半載，有的是三年、五年不來，更多的是好幾個月不來，我會在前一節介紹的處方中加一味遠志，加了遠志之後，有的很快第二天月經就來了，著實不可思議，這是我從古籍文獻裡所獲得的一種思考模式。

最近參加美國環球大學中醫博士班的一位賴先生對傳統醫學有濃厚的興趣，他將長期跟診的心得整理成博士論文，經過中華臨床醫學會幫我重新編輯並予命名為《醫方思維》，醫方思維的意思，是本於中醫辨證論治的法則，在臨床上，遇到千變萬化的疾病，該如何歸納與思維，才能對病者做最有利的用藥處方。就拿治療生理週期遲到來講，你在藥方中加一味遠志，就能通知大腦的腦下垂體，刺激腦下垂體分泌，竟然生理週期就來了。再如產後乳汁不夠，我們在處方裡加入白通草，居然能讓乳水充沛。

又如檳榔這一味藥，在藥物學裡形容它性如鐵石，那是因為它能往下發展，鐵和石頭的特性就是質量重，能下墜，所以檳榔肯定能作用在下腹腔，如果是氣滯所致的大便屙不出來，可以加檳榔，它有行氣的作用，能夠讓排便順暢。如果小便不利，包括下肢水腫，可以在利水方裡加入檳榔，檳榔本身沒有利水作用，可是加了檳榔以後，可以讓利水的效果更理想。在陳修園先生的《時方歌括》中，最後一個處方叫雞鳴散，用來治療水腫，裡面就有用到檳榔這味藥，可以幫助行氣加強利水的作用，是一個非常溫和平妥的處方。

生理週期紊亂造成的體重增加不太好處理，有的可以增加六、七十公斤以上，可以說是相當困擾。我曾經用過防風通聖散來治療這種肥胖型的生理週期障礙，有很成功的病例，但不是每一個都靈光。在我的印象裡，有很多同道喜歡用桃紅四物湯治療經期紊亂，也就是在四物湯裡加了桃仁、紅花，有的會有效，有的卻一點動靜都沒有。所以研究中國醫學最難的地方就是辨證論治。

※ 月經量過多

月經量過多，就像土石流一樣來勢洶洶，我們中醫稱之為「崩」，如果沒有妥善處理，會非常危險。我們診所附近有一個病人，每次生理週期來幾乎都要呼叫救護車，把她送到附近的醫院掛急診，否則會因為失血過多，造成休克而危及生命。那個救護人員熟悉到一接電話就知道這個病號住在什麼地方，早已駕輕就熟。

❖成因與症狀

過度疲勞、情緒不穩、壓力是主要原因。飲食不當，像喝烈酒、吃羊肉爐薑母鴨、補藥材料使用不當或食物中含有刺激腦下垂體分泌的材料，都容易形成。體質偏虛、子宮壁血管脆弱者也易產生。

此外，激烈運動也是成因之一。

一般在治療方面，《金匱要略》在第六章〈虛勞篇〉提供一個桂枝加龍骨牡蠣湯，在〈婦人篇〉提供一個芎歸膠艾湯，芎歸膠艾湯是四物湯多了阿膠、艾葉和甘草。實際上，四物湯是從芎歸膠艾湯變化出來的方子，也就是把芎歸膠艾湯去掉艾葉、阿膠和甘草，保留當歸、芍藥、地黃和川芎，就叫做四物湯了。改變這個方劑的醫生是宋朝的陳司文先生，他把歷朝歷代很多處方調整變化過，如四君子湯是將理中湯去乾薑加茯苓變化而成的處方，讓這些處方的作用更趨於平穩，不至於發生不適的反應。我們用芎歸膠艾湯，搭配桂枝龍骨牡蠣湯，然後加一點仙鶴草、紫菀、黃芩、藕節、荊芥炭等，也可以加上補血的雞血藤。

這些年來，我個人發現加上花生衣的止血效果非常好。花生衣就是花生外面的那層膜，我們吃花生的時候，常常會把這層膜去掉，這是非常可惜的，因為它有非常好的凝血作用。自從我發現它的作用並且應用在臨床上以後，可以說是屢建奇功。某位國中老師的親人，一直出血不止，一般女生正常的血紅素值是十二，她的卻節節下降到只有四，當時我們花生衣的來源供應比較少，他跟我們情商拿了四十六克的花生衣到醫院給親人吃，結果血紅素慢慢的從四到六到八到十，就這樣恢復常態了。這位老師非常感動而且深深迷上中醫，也開始參加中醫研習的課程，他提早辦國中退休，並且通過中醫檢定考試。如果不曾親身體驗過，你沒有辦法體會老祖宗的智慧結晶，老是用不科學的眼光、不科學的態度來抨擊傳統中醫，我覺得非常不公平。

很多藥物經過碳化以後，止血效果會特別好，四物湯中有地黃，你可以把它碳化，荊芥可以碳化，蒲黃可以碳化，還有很多收澀的藥物也可以碳化。老祖宗講的話似乎沒有什麼科學根據，但是我們在臨床上，經過應用與觀察，發現療效有目共睹。舉個例子，老祖宗講過「紅見黑則止」，所以我的口袋裡隨時放著一枝黑墨水鋼筆，當手受傷出血，趕緊滴上兩滴黑墨水，可以馬上達到止血的效果，而且墨水有一股芳香的味道，有防腐劑的成分，滴在傷口上可以防止傷口擴散與潰爛，可以說是一舉數得。到今天為止，我隨身攜帶鋼筆的墨水已經超過五十年。

※ 月經量過少

有人的月經量可以少到幾乎不用衛生棉，而且幾十年都是如此。一位美國回來的女士，從初潮一直到生理週期結束，每天沒有間斷過，可是月經的量少到幾乎不用衛生棉。這與所謂的閉經症有點類似，閉經症的人可以從數月到數年都沒出現月經。

❖成因與症狀

造成月經量過少的原因，貧血是其中之一。因為現代人的生活作息不正常，時常熬夜不睡覺，夜間十一點是膽經時間，一點是肝經時間，黃帝《內經》說腎為先天是指一般人，但女性是以肝為先天，女性的生理週期歸肝所管，生活作息不正常，錯過了血液回流肝臟儲存於肝臟的時間，不止影響骨髓造血，也減少了月經的量。

第二個原因，就是與現在的女孩子過度節食有關。當年我坐公車時就聽過兩位女士的對話，甲：「最近我中午都沒吃東西，因為體重越來越增加。」乙：「你不吃東西，那午餐時間你都在幹什麼？」甲：「我沒有吃正餐，但是會帶一小包芝麻粒，別人吃便當的時候我就用手指沾著芝麻粒嚼一嚼，味道很香，而且裡面含有脂肪蛋白質的成分，不會有飢餓感。」乙：「唉唷，那也不行，脂肪蛋白質還是會胖ㄟ。」真令我啼笑皆非。

為了保持身材苗條，這個也不敢吃，那個也不敢碰，長期下來就會造成營養不良。女性的生理週期是靠血，沒有足夠的血來供應與應付身體所需，很多體內的生理作用就沒辦法完成，也會衍生出很多問題，包括影響到排卵，排卵不正常，生兒育女就會有問題，這也是目前不孕症的主因之一。

❖對治與養生

經血量多少才算正常，應該是因人而異，沒有絕對的標準，但充分的營養來源是絕對必須的。均衡的飲食才能提供身體足夠的養分，早期帝王富豪之家擅長養身，燕窩、冬蟲夏草、千年人參等不虞匱乏，中等的小康之家可以吃當歸黃耆補血湯，升斗小民也有龍眼乾熬稀飯。現代經濟環境優渥，對一般人來說，飲食上好的補品也不成問題，但其實最平凡的五穀雜糧、蔬果魚肉供應人體所需的營養價值已是綽綽有餘。

食物中的菠菜、豬肝含有豐富的鐵質，水果裡的龍眼、蘋果、芭樂等也是女性非常好的補血來源。只要不過度偏食、不過度節食，即使飲食清淡，只要富含營養價值，就能維持正常的出血量。

❊ 發出異味的白帶或分泌物

衛生習慣、飲食、壓力和情緒、性接觸等，都可能是白帶或分泌物有異味的原因。

白帶或異常的分泌物多少與個人的衛生習慣有關。

❖成因與症狀

我記得早期在鄉下時，老阿嬤會特別叮嚀女孩，全身任何地方可以不用洗，但是陰部的地方一定要洗。老人家認為這是最起碼的衛生習慣，女人陰部的地方比較潮濕，如果不重視清潔，會容易受到感染，不止會有異味，還會搔癢難當，所以保持良好的衛生習慣是必要的條件。

第二是由飲食生冷所引起，一般生冷的食物中，最常接觸到的葫蘆科植物像冬瓜、小黃瓜、大黃瓜、苦瓜等屬性都偏涼，而水果中的西瓜、香瓜、木瓜等也是寒涼之品。早年還沒有家電用品以前，老祖宗都特別交代這些寒涼類的食物要盡量少吃；到了現代，家電用品普及以後，從早期的冰棒、枝仔冰、刨冰，一直到現在各式各樣的冰品飲料，基本上都是屬於寒涼的東西，寒涼的東西會導致子宮虛寒，因此分泌物就增加了。

第三是壓力和情緒，心理因素會影響生理機能，內分泌失調就是其中之一。

最後就是不正常的性接觸，這是讓自己暴露在不安全的環境下，提高被感染的機會，當然這不是單純女方的問題，很多性病的感染是在對方沒有事先告知之下發生的。

❖對治與養生

治療方面，老祖宗說肝經環繞陰器，我們的足厥陰肝經從腳拇趾的大敦穴開始出發，往上走繞到生殖系統，再繼續往上走到肝膽胃等器官，再向上到乳頭，這是肝經的循行路線。只要是肝經路線上的組織或器官上的問題，都可以從肝或肝經入手。所以我們會用逍遙散或加味逍遙散，另外《金匱要略》有條原文說「婦人腹中絞痛，當歸芍藥散主之」，簡單的一句話讓《醫宗金鑑》的作者吳謙先生認為條文應該有脫簡短缺，因此他不為此條文作詮釋。不過我們從當歸芍藥散組成的六味藥來分析，是用四物湯去掉熟地，保留當歸、川芎、白芍，再用五苓散中的茯苓、澤瀉、白朮，去豬苓、桂枝，顯然當歸芍藥散是將這兩個方合方並稍做調整。

五苓散有利濕作用，老祖宗認為白帶或異常分泌物多與濕或熱有關，因為濕性重濁，會往下發展，而熱是指發炎現象，所以用豬苓、茯苓、澤瀉這幾味能淡滲利濕的藥，再加上白朮對人體黏膜組織的分泌物或叫滲出物，會有吸收吞噬的作用，這種特性我們稱之為燥濕。所以對於濕熱的症候，都可以利用五苓散或豬苓湯中的這幾味藥來治療，這在臨床上是非常實用的。

至於四物湯，是一個二陰二陽的處方，二陰是地黃和芍藥，二陽是當歸與川芎，現在去地黃，保留芍藥制衡二陽，當歸和川芎皆屬辛溫，能夠促進血液循環，光這兩味藥又叫佛手散。

早期的女子難產時，老祖宗會在佛手散裡再加兩味藥：第一是我們的頭髮，當然不是把頭髮剪了馬上就可以用，必須先用皂角浸泡，清洗掉髮上的油垢，然後經過炭化，髮為血之餘，經過這樣的炮製後即稱為血餘炭，它一方面有滑竅作用，另一方面有很好的止血效果；另一味藥是龜板。佛手散加上血餘炭與龜板就叫做開骨散。一般初產的女性沒有經驗，容易緊張，再加上生產時的劇烈疼痛，會讓骨盆腔更痙攣，越痙攣就越打不開，很容易發生難產現象，開骨散可以讓骨盆腔鬆開，幫助順產。

加味逍遙散和當歸芍藥散非常適用於現代的女性，因為現代的女性喜歡吃冰冷的東西，很容易產生各種婦科雜病，白帶與異常分泌物就是其中之一。若從望診來觀察，面色多會暗沉或黧黑。這就是標準的水飲病或蓄水症，所以可以用當歸芍藥散來消除水飲或是分泌物。除此之外，健脾利濕的藥也可以考慮，像四君子湯、五味異功散、六君子湯或七味白朮散等，這些方劑都有健運脾胃的作用，脾胃健則濕自除，白帶或異常分泌物自然而然就改善了。不過這是虛寒體質的女生適用。

另外，我們可以考慮一些單味藥。蛇床子，繖形科植物，含有精油成分，經過製作發酵以後會有一股特殊的味道，對異常的白帶分泌有很好的治療效果；土茯苓我們曾多次提過，它連性病的楊梅毒瘡都能治療；百部，文獻上紀錄能殺百蟲，尤其是濕熱所造成的；最後，我們偶而會考慮用到黃柏，有了這味藥簡直如虎添翼，唯一的缺點就是味道比較苦。

記得有一年，新竹來了一位女士，她在當地婦產科整整看了十二年，結果沒有任何療效。西醫碰到這類症狀，常常會用所謂的冷凍療法或是燒灼療法，冷凍也好，燒灼也罷，對局部的組織器官就是一種破壞。記得她來的時候，還沒開始診斷就面容哀悽、語帶哽咽的說希望我老實告訴她，她是不是罹患了婦科的腫瘤或癌症，不然為什麼看了十二年都沒有看好。

我說傳統醫學與現代醫學在診斷與治療上是不一樣的，現代醫學總認為是毛滴蟲或黴菌或其他細菌的寄生感染，處治的方法就是消滅那些細菌病毒；事實卻是人和細菌是共生的，人體裡如果沒有細菌，人類也很難存活。根據醫學報告，我們腹腔裡最少有三百種細菌，它們會幫助消化、對抗外來的細菌或病毒，我們與它們和平共存，才能互利共生。不僅是體內，體外也是一樣，動不動就消毒，最後兩敗俱傷，誰蒙其利？人類往往自以為是，常常設法過度的保護自己，豈知更讓自己降低了生存的能力。

明朝的大名醫傅山先生（傅青主）大家未必認識，但是他開創出來的方子生化湯你卻不能不知道。傅山先生認為如果我們能夠用健運脾胃的藥物，就可以達到驅除病邪的效果，符合《內經》扶正祛邪的精神，即所謂「正氣存內，邪不可干」。他最常用也最推崇的一味藥就是山藥，山藥是薯蕷科植物，台灣農業試驗所有一位留學德國的農業博士劉先生，博士論文的研究主題就是山藥，根據他的研究報告，發現山藥裡有一百多種的營養成分，所以你用山藥健運脾胃，就能達到消除這些分泌物的症狀。如果從我們傳統醫學的角度來討論這個問題，應該是輕而易舉。

除了內服藥物，在仲景先生的時代，他就已經懂得使用塞劑了。中國醫藥大學做過研究，將單一味蛇床子製成塞劑或洗劑，療效非常神奇。我個人根據多年的臨床經驗，發現用百部、黃柏、苦參子、蛇床子、連翹等藥拿來煮水，清洗陰部，如果症狀輕微，洗過一次就能完全解除，症狀比較嚴重，只要經過幾次清洗配合內服藥物，就可以讓這些困擾一掃而空。

※狐臭、體臭

談到身體有異常味道，讓我想到一個人物，據說她是清朝乾隆帝的妃子，因為腋下的特殊腺體會分泌一股香味，所以有香妃之稱，也因此讓皇帝倍加寵愛。不過老祖宗好像有一種看法，總認為紅顏多薄命，絕色美女通常命運多舛，倒不如面貌平庸，反而能保一生順遂。

❖成因與症狀

為什麼叫做狐臭，因為狐狸也會有一種分泌物，散發出臭味。狐臭其實就和香妃一樣，多是從腋下分泌出一種特殊味道，只是香妃發散出來的味道是香的，而其他人多是臭的。這與衛生習慣好不好沒有太大關係，而是個人體質的問題。就如《諸病源候論》中說狐臭皆因血氣不和，蘊積故氣臭。

至於身體的味道往往與衛生習慣有關，只要你保持良好的清潔習慣，即使有稍微的汗臭味，基本上也不太會引人側目。不過聽說也有很懶惰的女生，可以一個星期不洗澡。我曾經在部隊裡，碰過可以在炙熱的夏天裡，維持半個月不洗澡的阿兵哥，睡在他上鋪的可就慘了，必須忍受那一陣一陣惡臭撲鼻的味道。

我有過一位沙烏地阿拉伯的病者，沙烏地阿拉伯因為氣候及水源珍貴的關係，常常不洗澡，要出門的話，會在身上灑一點香水，所以有時候，我對香水的味道會有噁心的感覺，我無法想像身上的汗臭味與各式香水相遇，發生化學變化後所產生的味道。

除了衛生習慣不好引起的體臭以外，就如同前面介紹的白帶或者異常分泌物所產生的惡臭，嚴重的話，不僅自己聞得到，有的甚至相距兩公尺之遠的旁人都聞得到。另外，口臭也是身體特殊味道呈現的一個管道與因素。

❖對治與養生

對付狐臭最簡單的處理方式是用外用法，可以用生薑切片，在腋窩下塗抹刺激，據說可以讓分泌物減少，惡臭的味道就會逐漸消失。

另外，中藥材裡只要有香字的藥物，就代表它多能剋制不正之氣或去惡氣，譬如木香、藿香、香附、甘松香等，而具有濃郁香氣的藥物，像山奈、白芷、細辛、薄荷，再加一點三稜、莪朮，將這些藥材打碎磨成粉，裝在絹布袋裡，置於腋窩下，可以用透氣膠布固定，久而久之，可以改變腺體分泌，自然臭味也會逐漸消失。李時珍先生在《本草綱目》中也有介紹一味藥可以解狐臭，用密陀僧油調塗腋下，單此一味即可。

至於內服部分，我們身體的兩側屬於少陽，少陽的處方以小柴胡湯為主，或者是從小柴胡湯發展出來的逍遙散與加味逍遙散，再加上蒲公英、白芷、細辛、鬱金、香附這類的藥物，先讓體質做個調整，慢慢的這種分泌物散發出的異味就可改善。

現在醫學的處理方式，就是把你的腺體——包括交感神經節——切除掉，切除之後症狀真的可以完全改善嗎？好像也不盡然。就像手汗症，交感神經節手術之後手上是不出汗了，卻轉移到胸前，或背部或腳下等地方，讓這些地方揮汗如雨，這似乎又是另一種困擾。這種醫案，媒體新聞曾經報導過，我們也把它剪下來提供給那些想進行外科手術的病人做參考，所以將腋窩下的腺體切除掉未必是個好方法。

這種病例在臨床上不算多見，但因為通常有狐臭症的人，都會產生強烈的自卑感，對人際關係也影響甚大，一定要想辦法幫她解決。

早在隋朝《巢氏病源總論》、唐朝孫思邈的《千金要方》和晉朝葛洪的《肘後方》都有記載，只要用具有芳香、理氣活血、疏風燥濕的外用藥如蛤粉、薄荷、枯礬、蜜陀僧、麝香等，都有效用，但麝香價昂，與我畢生強調的「簡便廉效」原則有違，故不主張使用，內服方藥可以不必使用。

口臭方面，如果是胃不和引起的，我們可以考慮像甘露飲之類的處方，如果是牙周病所引起，你可以求助於牙科醫生。總之，不管任何因素引起的體味，我們都可以針對這些因素一一排除。

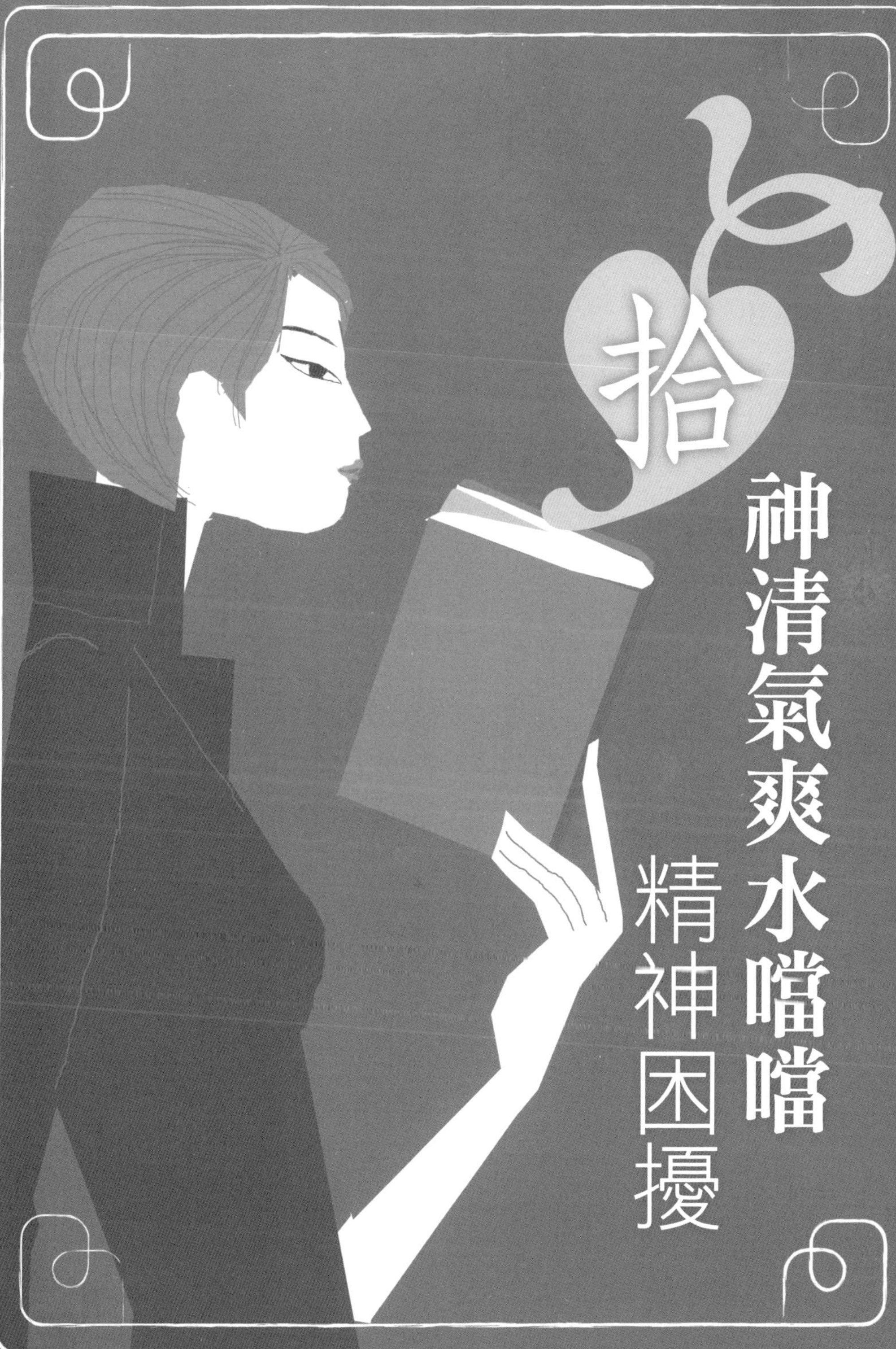
拾
神清氣爽水噹噹
精神困擾

※神經質、疑神疑鬼

神經質與疑神疑鬼，輕微者，是一種人格特質，嚴重者，可以算是精神官能症的範疇。不過精神官能症的症狀不只如此，有的會有幻聽幻影，或是覺得有人在跟蹤你，或是對一點點小事就會情緒失控，歇斯底里。依目前醫學的臨床統計，有精神方面問題的人有越來越多的趨勢。

❖成因與症狀

有一位從美國休士頓回來的女士，因精神疾患在美國治療了一段相當長的時間，可是效果有限，於是她把財產分配以及後事安頓後，專程回國就診。結果我們給她服了三個星期的藥以後，症狀全部緩解。她的妹妹本來在校成績很好，但不知是否因為升學與考試的壓力，導致精神狀態與姐姐一模一樣，後來不得不暫時休學。根據現代醫學的研究，這一類疾病有家族遺傳的傾向，如果父母有一方有精神疾病的問題，子女的罹患率也相對提高。

除了遺傳因子，壓力也是主要原因，長期處在一種不安定或不安全的情境下，包括經濟壓力、工作壓力，甚至是戀愛失敗、感情受挫等，出現這種精神障礙的機會會提高。近十年間，我們接觸這種病例總人數也有上千例，是非常困擾人的問題，不止患者本身辛苦，事實上也增加了社會成本的負擔，因為他們不能就學就業，對人力市場與醫療資源上都是沉重的負擔。

我在臨床上的觀察，發現更年期症候群的女性也容易有這些現象。這時期的婦女會因為身心的諸多變化而變得很沒安全感，容易對家庭瑣碎的事感到煩躁無奈，對電視媒體的負面報導感到不安恐懼，對社會的亂象沒有信心，如果曾經發生過老公外遇，或遭遇過親人生離死別的痛苦，更是會陷入歇斯底里、神經質、疑神疑鬼的狀態。當然很多原因不只如此。

❖對治與養生

這種精神問題或情緒障礙，不只是女生才有，男性甚至可以有過之而無不及。精神科醫師可能會開一些譬如鋰鹽之類的藥，結果你會發現，女性服用這些藥物以後思考變遲鈍，反應變慢，神志呆滯，而且越來越胖，有的甚至會擾亂生理週期。這麼多的副作用，會讓病患越來越不敢面對事實，原有的症狀與服藥後的情況會形成一種惡性循環，如此，處理起來就更為棘手了。

老祖宗有個方劑名為加味逍遙散，顧名思義就是服藥過後可以讓你快樂又逍遙，加味逍逍遙散能夠疏肝理脾解鬱，很適合情緒抑鬱的人。如果症狀比較嚴重，我們會考慮用柴胡龍骨牡蠣湯，輕微的，我們會用柴胡桂枝湯，同時我們也會考慮用到溫膽湯、甘麥大棗湯、百合地黃湯等諸方，當然還有一些能夠鎮定安神的藥像酸棗仁、柏子仁、遠志，以及龍骨、牡蠣、龍齒、石決明等介殼類的藥物。介殼類的藥物含有很多豐富的磷鈣成分，對神經的安定、情緒的穩定有很大的幫助。另外，老祖宗也提供一個觀點，認為痰能生百病，這也就是我們為什麼會用二陳湯或溫膽湯的道理。

在臨床上，我們如此多方面思考與處理，發現療效相當理想。經過治療以後，能夠重回學校、重回職場的機率高達九成五以上，當然我們承認會有一、二例失敗的，但是在整個發病人口的比例上來說，算是微乎其微了。

在食療的部分，《內經》對五穀雜糧的分類，認為小麥是心之穀，所以我們的炒麥茶就有很好安定神經的作用，能夠緩和緊張情緒，紓解壓力。我們也可以常用百合或山藥搭配一些食材做為平日的餐點，而寒性體質的人還可以泡個龍眼乾茶。

另外，最重要的是，刺激性的食物盡量少吃，因為刺激性的食物容易引起神經亢奮，對自己的情緒沒辦法掌控，尤其是燥熱性體質的人，烤炸或辛熱的食物應盡量避免。有時候我們必須強調，吃東西比吃藥來得重要得多。

※ 脾氣暴躁

不管顯赫世家也好，平民百姓也罷，能否控制自己的情緒與個人的修為有絕對的關係，而個人的修為必因經過豐富的人生歷練而增長。年輕時我在一所學校擔任教職認識了一位河南的郭姓老先生，他送我兩句話，至今將近五十年了，我都還覺得非常受用，他說：「性剛強只因閱歷少，語柔和曾受折磨多。」簡簡單單兩句話，點出了為人處世的法則。不管你在這個社會擔任什麼職務，人與人之間的相處可能才是最大的難題，不要輕易的因為人家一句譏諷的話而導致情緒失控，很有可能會讓你既定的目標無法達成。

❖成因與症狀

脾氣暴躁也算是一種人格特質，與家族遺傳脫離不了關係。祖字輩的脾氣暴躁，即使到了孫字輩，你也會發現，這個孫子的脾氣不止跟他老爸很像，也和他阿公一模一樣。如果常常脾氣失控到一個程度，就算是一種病態。

一個人的性格與成長環境也有關係，古代有些將相或富豪之家的子女從小嬌生慣養，飯來張口，茶來伸手，要什麼有什麼，稍不順心就可能暴跳如雷；另外，也可以發現有些頗有姿色的女性，似乎脾氣比較不穩定，因為窈窕淑女，君子好逑，在眾星拱月之下，難免驕縱任性，稍不順遂，脾氣可能就來了。

❖對治與養生

個人情緒變化與五臟組織的聯繫是：肝主怒，心主喜，脾主憂思，肺主悲，腎主驚恐。所以脾氣暴躁是和肝產生對應關係，在臨床上就可以選擇疏肝解鬱理氣的方藥，如逍遙散、加味逍遙散、小柴胡湯、大柴胡湯、柴胡桂枝湯、柴胡龍骨牡蠣湯、柴胡清肝湯、柴胡疏肝湯等，加一些安神潛陽行氣的藥如鬱金、香附、柏子仁、百合、石決明等，也可以用柏子仁、百合、酸李仁沖泡當茶飲，當可獲得良效。

此外，要讓脾氣變好，如果有宗教信仰，藉助宗教潛移默化，功莫大焉。

※ 壓力過大

每次遇到因為壓力過大而叢生諸病的患者，我們都會有很深的感觸。在人生的舞台上，不管你從事哪行哪業都會有壓力，如何去除內心的恐懼與疑慮，其實都是要靠自己心念的轉變。人生挫折在所難免，逆境隨時藏匿在轉彎處，但是只要隨時提得起，放得下，自然能夠坦然面對一切。

❖成因與症狀

現在的人說沒有壓力是騙人的，絕對沒有人敢說沒有壓力。在工作上，職位越高，壓力就越大，忙到身體狀況亮起紅燈的大有人在。年輕的孩子也有壓力，從新新人類到E世代到所謂的草莓族，許多猶如溫室裡長大的花朵，抗壓性自然很弱。加上現在的升學主義掛帥，喜歡以成績學歷衡量一個人，可能源於自我的期許過高，或家長師長的要求，讓他們超出所能承受的壓力範圍，於是乎跳樓、燒炭自殺、自我了斷的新聞就不斷了。

壓力的來源甚廣，舉凡經濟、學業、感情、愛情、職場、人際關係等，都是我們必須面對的壓力。怎麼樣紓解壓力，實在因人而異。有人面對小小壓力就呼天搶地，有人越是處在困窘的環境反而越挫越勇。

❖對治與養生

通常還是要辨每個人的體質屬寒熱虛實而分別投以適當的食材或藥材。像鉤藤、柏子仁、百合等都能紓解壓力，介殼類的食材如珍珠母、九孔，內含磷鈣成分，有安定神經情作用。龍眼肉也是很好的安神材料，不過必須是屬寒性體質的人比較適合。

此外，現在有很多關於解放身心靈的課程、講座，應該也有所幫助。

※失眠

陽明大學有一所傳統醫藥研究所，初創所長是崔玖教授，每次上課，都會安排一中一西，目的是希望中西整合一元化。有一次的上課主題是睡眠障礙，當時西醫的部分邀請了榮民總醫院精神科黃姓主任，中醫的部分則由我代表。根據黃主任的研究統計報告，全台灣兩千多萬人口，大約五百萬人有睡眠障礙的問題，可見深受睡眠障礙之苦的人數真是不少。而且這個問題不容小覷，因為如果睡眠障礙繼續惡化，則有發展為精神官能症的可能。

❖成因與症狀

如果單純的討論失眠，原因實在很多。尤其處在二十一世紀初葉，絕大部分和壓力脫離不了關係。

職場有職場的壓力，尤其目前公家或私人企業，說好聽一點是人力精簡，說難聽一點是裁員，被裁員的煩惱失業，留下來的起碼也要以一當二、以一當三，不論哪一種，壓力之大都可以想像，抗壓性較差的人，就很可能睡不安穩了。學生的壓力也不比成人小，不管是國中升高中的基測，高中升大學的學測，通宵達旦也是平常之事。就連公職人員也常需參加進修，通過普考、高考、特考等才有晉升的機會。像這種三更燈火五更雞，焚膏繼晷所造成的睡眠障礙，可以說是司空見慣。

有一個病例，住在美國休士頓，為了睡眠障礙的問題在美國治療了很長的一段時間，但是絲毫改善都沒有，讓他幾乎萬念俱灰。於是他把所有財產分配跟後事都交代後，抱著最後一絲希望專程回國求醫，所幸我們幫他處理後，再度讓他獲得有如重生的喜悅。

❖對治與養生

中醫典籍裡對失眠的探討隨處可見，《傷寒論》中提到睡眠障礙問題時，條文敘述豬苓湯可以治療「心煩不得眠」，黃連阿膠湯治療「心煩不得臥」，不得眠與不得臥是程度上的差別。兩個方中都有阿膠這一味藥，可見阿膠所含的卵磷脂對大腦中樞神經有安定作用。

現代醫學也開發了大豆卵磷脂或大豆異黃酮等幫助睡眠障礙，所幸這些都是天然的材料，沒有化學成分，對人體比較沒有副作用。黃連阿膠湯中還有一味雞子黃，就是雞蛋黃，與阿膠有異曲同工之妙，所以睡前吃一顆五分熟的蛋黃，不僅不會造成膽固醇過高的現象，甚至根據專家的研究報告，還有分解膽固醇的作用。

除了這兩個方可以做比對之外，在〈壞病篇〉中還有一個方叫做柴胡龍骨牡蠣湯，原條文中說「胸滿煩驚，不能自轉側」，胸滿是胸悶、缺氧的現象，煩指情緒不穩定，驚即驚嚇，表示這個方可以治療睡眠障礙及精神官能症。〈陽明篇〉中也有針對生理機能失常造成情緒不穩提出病因與對治的方法，〈陽明篇〉分成經病和府病：陽明經病會有身熱煩渴、目痛、鼻乾不得眠、不惡寒反惡熱的症狀，身熱是發高燒，煩是情緒不穩定，不得眠就是睡不著了；陽明府病則會譫語、潮熱、手足腋下濈然汗出腹滿痛、大便硬等症狀，如果排便不正常，也會干擾刺激大腦中樞神經而影響到睡眠品質，所以有些睡眠障礙，我們可以透過〈陽明篇〉中的白虎湯、白虎加參湯或承氣湯類來處理。

《內經》裡對精神極度亢奮的人形容成「登高而歌，棄衣而走」，一樣可以從陽明這個系統來探討。

傳統醫學治療疾病，不是頭痛醫頭，腳痛醫腳，我們一定要先找出發病的原因，像身熱煩渴、目痛、鼻乾不得眠是一系列的症狀，把病因消除，這一系列的症狀自然迎刃而解。傷寒方中有很多可以治療睡眠障礙，我個人最常用也最喜歡用的是柴胡桂枝湯，這是小柴胡湯和桂枝湯的合方。

中國醫藥大學有一博士班的學生，最近在研讀《傷寒來蘇集》，深有所感的告訴我，他到現在才瞭解為什麼我喜歡用柴胡桂枝湯的道理。柴胡桂枝湯可以治療睡眠障礙，可以搭配溫膽湯、甘麥大棗湯、百合地黃湯或酸棗仁湯。它也可以治療便祕，我常與增液湯合用。它還可以治療一氧化碳中毒，現在經濟不景氣，有些人特別想不開，也有人因為感情不和而燒碳自殺，這種行為當然比睡眠障礙及精神官能症更嚴重，有一個病例因為燒碳自殺進了某大醫院，神志不清昏迷多時，我給予柴胡桂枝湯以後，整個人就甦醒過來，神志思考也恢復了常態。

除了傷寒方，《金匱要略》第六章〈虛勞篇〉中也提到「虛勞虛煩不得眠，酸棗仁湯主之」。我個人不太用酸棗仁湯，反而喜歡用桂枝龍骨牡蠣湯，因為失眠或精神官能症的原因，大多是精神始終處在極度亢奮之下，桂枝龍骨牡蠣湯和柴胡龍骨牡蠣湯都有龍骨、牡蠣這兩味介殼類的藥物，在溫病學裡特別提到介殼類的藥物有潛陽的效果。依現代的說法，介殼類的藥物含有很豐富的磷鈣成分，有幫助鎮靜安神的作用，其他介殼類的藥物還有龍齒、珍珠母、石決明等，都可以安定神經，幫助睡眠。

《金匱》第三章中，仲景先生也提供一個方叫做百合地黃湯，用來治療百合病。百合病也屬於精神疾病的一種，想睡睡不著，百合能安神，地黃能補血，富含鐵質，所以睡不著的人，我們可以用一些養心血的藥物，心血足，則能寧神定志，自然可以安然入睡。另外，在婦科學裡，有一方名甘麥大棗湯，此方雖然只有三味藥，卻對人類的最高指揮系統——大腦皮質——有鎮定的作用，大腦神經安定，睡眠障礙或精神官能症皆能霍然而癒。

後代的方劑中，最被常用的是歸脾湯。歸脾湯主治思慮傷心脾所造成的睡眠障礙，方中有遠志、龍眼乾、酸棗仁這類安神的藥物，可以幫助睡眠。但是中醫診斷治病，必須先確定體質虛實寒熱，如果是熱性體質，歸脾湯則不適用，因為方中有木香、龍眼乾等溫熱性的藥，如果誤服則適得其反。

天王補心丹也有很多人用，不過我們必須先瞭解患者本身的腸胃狀況，如果不是很好，應盡量避免使用，因為方中含有二冬二地：天門冬、麥門冬、生地黃、熟地黃，含有很高的多糖體，屬性黏膩，會造成胃的不適感；天王補心丹中也有三參：人參、丹參、玄參，而玄參、麥冬加地黃就叫做增液湯，可見這個方是針對人體組織液缺乏，屬於乾燥性的人適用，並且伴隨著排便障礙。

對治睡眠障礙，到目前為止，還是有些醫生會建議你數羊，因此傳出了些笑話，說數一隻羊、兩隻羊、三隻羊可能還沒那麼緊張，可是數到十隻或百隻羊以後，就開始擔心家裡空間太小容不下，徒增煩惱更睡不著。也有很多人數數字來幫助睡眠，但是數到嘴巴都瘦了，腦袋瓜子還是清楚得很，所以這些都不是辦法。

其實我倒覺得有宗教信仰的人，可以仰賴宗教信念幫助睡眠。譬如可以唸唸《心經》《阿彌陀經》或《大悲咒》等，從心著手，說不定對睡眠有所助益。不過這個方法也不一定能奏效，有一個病例，原來住在一個二十坪的一樓住宅，覺得不敷使用，有人建議她一樓的價位較好，可以賣掉換一間三房或四房的公寓。誰知她從賣掉房子的那一天起就開始哭，每天哭，不能吃不能睡，去醫院就診一段時間之後還是沒有起色。

有人建議她去禪寺學佛念經打坐，結果她唸到嘴巴都不想動了，還是睡不著。最後才來找我，我幫她分析說原本你貸了三百萬，你以高價位賣掉，不僅可以將貸款還清，減輕負擔，也不用再分期付款，而且你的兒子也有獨立的房間，將來若是娶了媳婦，不就有屬於他自己的新房嗎？她聽了之後，總算開竅明白，不再哭，也能睡了。

另外，培養興趣也是改善失眠或睡眠障礙的另一個法門，不管書法、繪畫、音樂、運動等，都可以幫你陶冶性情，幫你轉移心念，不要專注在牛角尖上。解鈴人還須繫鈴人，如果你走不出自己的迷宮，直鑽進死胡同，肯定只能永遠生活在痛苦的深淵裡。

※ 精神不振

睡眠障礙與精神不振就像是孿生兄弟一樣，你睡不好，當然精神體力就會受到影響。

❖成因與症狀

如果精神不振是失眠引起，當然就必須改善睡眠狀況。精神不濟除了因睡眠障礙之外，還有其他生理上的痼疾引起。首先我們可以從大腦開始分析，人的所有思考能力與行為動作都是靠大腦在發號司令，一旦大腦缺氧，就會發生昏沉、無力、精神不濟的現象。譬如患有腦瘤的人，腫塊如果壓迫到的視神經，會引起視線模糊、視力減退；壓到的聽覺神經，聽力就會受到干擾；壓迫到語言中樞，說話就不靈光。如果腫瘤長在腦幹上，可能連呼吸都會有問題。

肝臟機能的好壞也是原因之一，黃帝《內經》說「肝為罷極之本」，肝是一個儲存血液的單位，我們的血液每天晚上在子時，也就是十一點到一點之間，會回流到肝臟，儲存於肝臟。肝臟就像倉庫銀行一樣，你有足夠的存款就等於有飽足的精神，所以精神不振、疲勞倦怠，往往要考慮是不是肝臟有問題。

第三，和我們的脾臟有關。錢仲陽先生在《小兒藥證直訣》裡的第一章就提到一句話，說「脾主困」，即困倦的意思。脾的主要功能是運化，也就是負責把食物轉換成營養物質，並輸送供應到人體的每個組織器官，組織器官有足夠的營養供應，精神體力才會好。一年四季中，脾胃最受不了夏天鬱悶炙熱的天氣，所以一般人到了夏天，就會開始食慾不振，精神困頓，整個人懶洋洋的，這就叫做困。所以疲倦、精神不振往往與腸胃系統有關。

心主血，肺主氣，如果心肺功能不佳，也會導致大腦缺氧，引起精神困倦欲振乏力。腎是作強之官，主宰著免疫系統，如果免疫功能過低，當然也會影響到精神狀態。

❖對治與養生

經過審慎辨治之後，如果是由腎機能引起，我們可以用六味地黃丸、腎氣丸、左歸丸、右歸丸這類的方劑來調理。健脾的藥物我們可以考慮四五六七系列。補氣方面，可以選擇生脈飲或補中益氣湯。想要強化肝臟功能，可以用逍遙散系列，或茵陳五苓散、甘露飲、一貫煎等等。最後，心主神明，就是指我們的大腦，我們可以用強心的藥，配合遠志、丹參、菖蒲、荷葉、川七等通竅醒腦的藥物來振奮精神。

中醫有三寶，名為精氣神，必須五臟六府陰陽平衡，才能精氣神三寶具足。一個人神采奕奕，精神飽滿，聲若洪鐘，肯定臟腑陰陽調和，不受疾惡之苦；如果語言乏力，長吁短歎，精神困倦，體內絕對有失於平和之處。

※健忘糊塗

年紀大的阿公阿嬤，往往容易丟三落四，那是因為大腦的記憶中樞退化了。

數學大師中央研究院院士陳省身先生和俞大維先生是多年至交，兩人九十幾歲時還能對談數學的問題，可見他們的腦力與智力並未因高齡而衰退。俞大維先生還說過一段發人深省的話：年輕的時候書念不懂，他會懷疑自己腦袋瓜子有問題，可是九十歲了還是念不懂，他就懷疑是不是這本書有問題。非常幽默風趣。我舉這個例子是認為理論上來講，記憶力是不應該隨著年齡的增長而衰退，因為越刺激腦細胞，記憶中樞就會越發達，對任何事應該會記得更清楚。

❖成因與症狀

人為什麼會健忘，與大腦中的意識中樞有關，醫學觀察人體受到突發的撞擊或腦血管病變時，會頓時喪失記憶的功能。大腦對周遭環境訊息的處理就像是現代資訊工程對資料的傳輸，有所謂的input與output，即輸入與輸出，輸入是接收外在環境的訊息，儲存於大腦，然後在某個特定條件下輸出訊息，容易健忘的人，輸入與儲存的能力減弱，當然就沒有所謂的輸出了。這種情況最容易發生在老人家身上，不過奇妙的是老人家可以把數十年前的事情記得鮮活分明，靠著舊有的資訊在那裡想當年過日子。

其實不只老人家，很多人也有這樣的經驗，從廚房到客廳，想要拿某樣東西，可是一轉身就忘了，不知道自己要做什麼，怎麼想都想不起來。曾經有個病例，抓了五帖藥回去煎，結果有三帖燒焦了，因為當時他忘記有在煎藥這一回事。我提醒他這樣很危險，最好你在爐子旁邊擺一個鬧鐘，設定時間。沒想到他居然也把放置的鬧鐘忘掉了，鬧鐘響時，他還以為是電話在響。

說到傳統的煎藥，順便談談我的一些看法。臨床上，常常有患者要求我開水煎藥給他，我說你第一不會煎藥，他說有啞巴媳婦。我說啞巴媳婦的煎藥方式不對，因為中藥材中哪些藥須先煎或後下必須遵循古法。比如藥方中有石膏，必須先煮石膏，而且可能需煎一兩個鐘頭，礦石類的藥物需先下久煎，才能將有效成分釋放出來。而唇形科的藥物像薄荷、荊芥等，含有豐富的精油成分，超過六十度會揮發殆盡，則所需的有效成分不見了，豈不是徒忙一場。薄荷如果治療外感，必須後下，而且三四沸後（讓開水燒開滾個三、四遍）即須關火，不然有效成分會揮發掉，逍遙散或加味逍遙散中的薄荷則必須與其他藥物一起煮，同樣一味藥，煎煮法不一樣，效果則迥異。

第二個原因，現在的進口藥材如果要做成濃縮科學中藥，必須經過藥物品質管制中心的鑑定，重金屬的含量就是鑑定項目之一，可避免因原產地土壤或水質的污染，導致藥物的重金屬含量過高。現代的科技發達，可以做到對藥物的有效成分萃取而達到治療的效果，這樣簡單又有效的方法棄之不用，執著於繁瑣的煎藥方式，自找麻煩，何苦來哉。

回到正題，現代動外科手術之前一定會先麻醉，麻醉對人體而言是個相當危險的的動作，一生中偶一為之倒無大礙，可是有些女性剖腹生產第一胎要麻醉，第二胎第三胎也要，生產之後會很明顯的感受到似乎記性變差了。其實這是有道理的，麻醉藥品會作用到大腦中樞神經，大腦中有個會製造痛的區塊，醫學稱之為痛覺中樞，我們會感覺疼痛，是因為痛覺中樞的作用，我們身上某一部位受到敲擊，刺激了痛覺接受器，透過神經的傳導到大腦辨識處理，讓你產生痛感，隨即收縮或移動被敲擊的部位，免得再受敲擊，這是人體具備的自我保護動作。這個過程如果受到破壞，就喪失了自我保護的功能，麻醉藥品的頻繁使用會讓大腦的反應遲鈍，我想這是不爭的事實。

健忘不是老人的專利，年輕人也不遑多讓。現代的女性都怕胖，流行瘦就是美，在飲食上極盡可能的既簡而約，吃東西的時候就像貓一樣，淺嘗則止，有的更可憐，中餐只是簡單的用手沾芝麻咀嚼幾下，就被人家說，唉喲，芝麻的脂肪熱量很高喔，真不曉得骨瘦如材有什麼美感可言。其實只要身體健康，圓潤豐滿當然也是一種美，過度的節食，人體所需的營養物質就會減少，生理機能也會呈現衰退的現象，長期下來，大腦的供氧量不足，就會頻頻發生健忘的情況。

健忘是因為大腦細胞的含氧量不夠，大腦細胞可說是日理萬機，而且不分晝夜，腦細胞一定要有足夠的氧氣供應，思考才會敏捷，手腳才會靈活。

女性抽煙的比例越來越高，你可以隨時在路邊或咖啡廳的窗口，看到吞雲吐霧的女孩，香菸的尼古丁會麻醉我們的大腦細胞，也會讓大腦細胞缺氧，久而久之記性就沒那麼好了。

如果你是夜貓族，小心容易健忘。晚間十一點到凌晨一點是骨髓造血時間，錯過這個時間，血液供應給組織器官的量就會不足，自然也會影響血液輸送供應到大腦，記憶能力就越來越弱了。

糊塗與健忘不一樣，但是和健忘又像是孿生兄弟一樣，常會發生在同一個人身上。糊塗的人會健忘，健忘的人不一定糊塗，不過糊塗或健忘最主要的原因就是注意力不集中。注意力不集中也是家長為小朋友最常提出來的問題，臨床上，很多家長會要求我幫小孩子專心一點，台灣現在很多人從小即嬌生慣養，養尊處優，很多事情懶得記、不會處理，凡是依賴別人，這也可能是健忘糊塗的原因。

❖對治與養生

我們該如何改善健忘呢？規律的生活與均衡的飲食是絕對必要的。在藥物方面，是與治療阿茲海默症同樣原理，必須讓大腦細胞活潑，這需要用到強心的藥物。中醫所謂的心是指大腦而言，熱性體質的人可以用生脈飲，寒虛的人可以用四逆湯或真武湯、附子湯之類，單味藥的丹參、川七、遠志、荷葉、桔梗等，都可參考選用。

如果健忘糊塗的原因是注意力不集中，我們就要對症下藥。注意力是靠大腦中樞掌控，我們可以用一些通腦竅的藥物，而因為小朋友容易分神，所以必須加些有安神作用的藥，如柏子仁、遠志等。另外，養血的藥物也不可或缺，這樣腦細胞才有足夠的氧供應，能讓思考凝聚，神經安定，如此自然能夠聚精會神，心無旁鶩。